图说
老年健康自我管理

陈 华 姜敏敏 王 萍 主编

上海科学普及出版社

图书在版编目（CIP）数据

图说老年健康自我管理 / 陈华，姜敏敏，王萍主编.
上海：上海科学普及出版社，2025.3. -- ISBN 978-7-
5427-8873-3

Ⅰ. R161.7-64

中国国家版本馆 CIP 数据核字第 20249TV178 号

绘　　图　　杨嘉玲　　王琪钰
责任编辑　　李　蕾

图说老年健康自我管理

陈 华　姜敏敏　王 萍　主编

上海科学普及出版社出版发行

（上海中山北路 832 号　　邮政编码　200070）

http://www.pspsh.com

各地新华书店经销　　广东虎彩云印刷有限公司印刷
开本 787×1092　　1/16　　印张 13　　字数 100 000
2025 年 3 月第 1 版　　2025 年 3 月第 1 次印刷

ISBN　978 - 7 - 5427 - 8873-3　　定价：58.00 元

《图说老年健康自我管理》

编 委 会

主　编　陈　华　姜敏敏　王　萍

副主编　赵　娅　邵春萍　陈文瑶

编　委（以姓氏笔画为序）

丁　磊　　马文娟　　王　君　　叶晓洁

付启亚　　刘　耘　　吴佩雯　　沈　晔

张莉平　　陈　辉　　赵珊珊　　赵　莹

胡家珍　　顾海燕　　盛　姣　　韩凤琴

蔡　晔　　蔡海娣

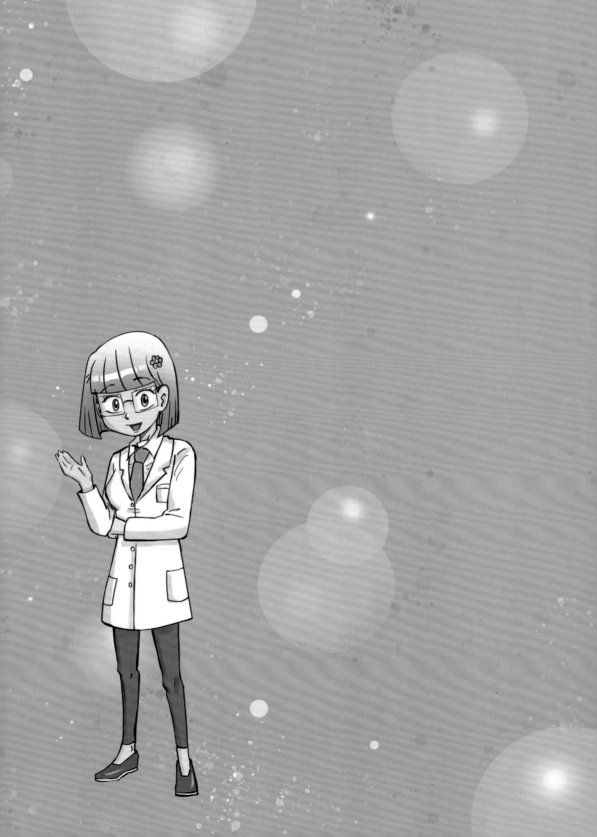

前　言

　　目前我国迎来了人口老龄化的浪潮，这一变化不仅对我们的社会结构产生了深远影响，更对老年人的健康问题提出了严峻挑战。随着年龄的增长，老年人的身体机能逐渐衰退，各种健康问题接踵而至，由多种疾病或多种原因造成的非特异性的同一临床表现问题，如跌倒、肌少症、衰弱、焦虑、抑郁等，这些症状会严重影响老年人的生活能力，降低生活质量，并产生高额的医疗费用，这给家庭和社会带来了沉重的负担。

　　健康中国战略的提出，凸显了健康科普在提升国民健康素养、推动社会健康发展中的重要性。为了守护老年人的健康，我们需要大力推广健康科普知识，让科学的健康理念深入人心。通过健康科普，我们可以帮助老年人了解如何保持健康的生活方式，如何预防常见的老年疾病，如何科学地进行身体锻炼和饮食调理。这些知识的普及，将让老年人在享受晚年生活的同时，也能够拥有健康的体魄和愉悦的心情。因此，加强健康科普在老年健康领域的应用和推广，对于提升老年人的生活质量、实现健康老龄化具有重要意义。

　　本书以生动的生活情景案例为切入点，将复杂的健康问题以通俗易懂、贴近生活的形式展现给读者。书中采用了漫画这一新颖且富有吸引力的形式，将枯燥的医疗知识转化为活泼有趣的图像，让读者在轻松愉悦的氛围中轻松掌握相关知识。本书不仅针对中老年人，也适合其家庭成员共同阅读学习，旨在帮助中老年人及其家庭成员建立良好的生活方式，通过科学的方法和实用的建议，有效预防和减少老年疾病的发生。

　　让我们携手共进，用健康科普的力量，为老年人筑起一道坚实的健康屏障。让健康科普知识如同春风般温暖、滋润着老年人的心田，让他们在晚年的岁月里依然能够享受到健康、快乐和幸福，让他们的健康成为我们社会最美丽的风景。

编者

2024年10月

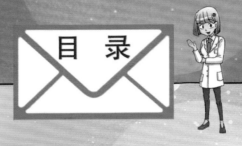

目　录

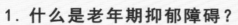

1. 什么是老年期抑郁障碍？
2. 哪些因素会引起老年抑郁？
3. 如何判断自己是否老年抑郁了？
4. 老年抑郁患者家属能做些什么？

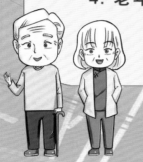

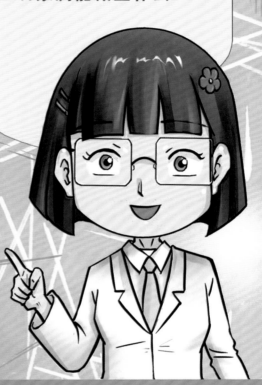

第一章

老年期抑郁障碍

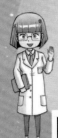

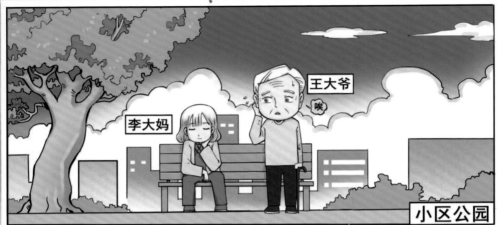

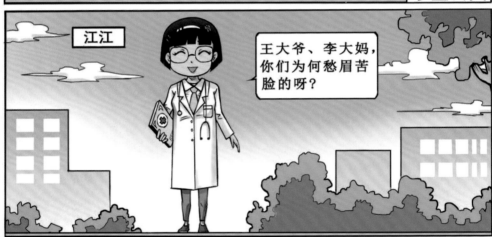

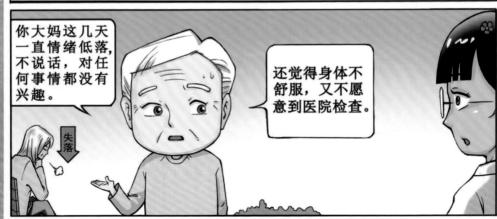

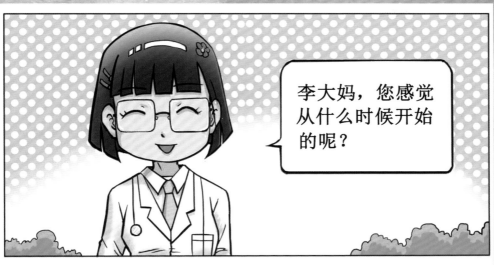

李大妈，您感觉从什么时候开始的呢？

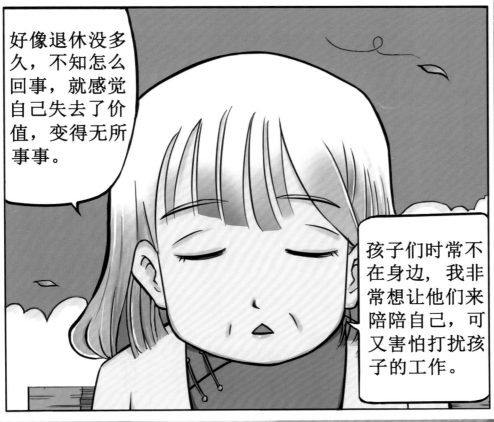

好像退休没多久，不知怎么回事，就感觉自己失去了价值，变得无所事事。

孩子们时常不在身边，我非常想让他们来陪陪自己，可又害怕打扰孩子的工作。

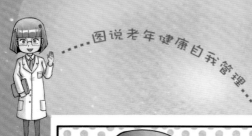

听您这么说，李大妈您或许患上了老年期抑郁障碍，也就是平日里所说的老年抑郁。

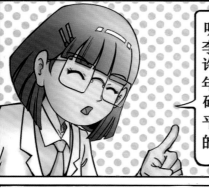

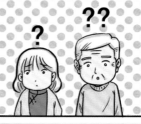

小课堂讲知识

什么是老年期抑郁障碍?

老年期抑郁障碍是指年龄60岁及以上的老年人中所出现的抑郁障碍，其在老年人群中是一种较为常见的精神障碍，在伴发躯体疾病患者中患病率可能更高，不但损害老年患者的生活质量和社会功能，而且增加照料者的负担。

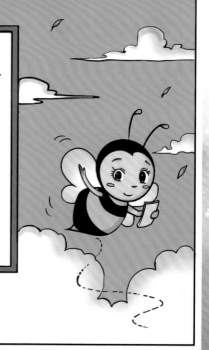

主要核心症状表现为：
① 心境低落：心情压抑，总是高兴不起来。
② 兴趣减退：对任何事情失去兴趣，且体会不到快乐。
③ 意志活动降低：不爱活动，言语少，严重时甚至可能
　　　　　　　　不吃不动，生活不能自理。

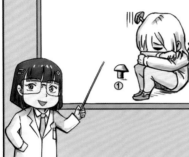
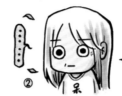
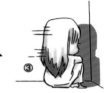

最近我们家没有发生什么特别的事儿啊，她怎么会抑郁了呢？

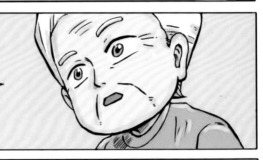

王大爷，这个致病因素有很多，如年龄、家庭因素、社会心理因素等。

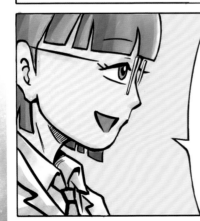

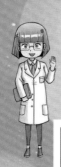

小课堂讲知识

哪些因素会引起老年抑郁?

影响老年抑郁的因素有很多,如遗传因素、社会心理因素、生理因素、躯体因素等。主要原因包括以下几个方面。

1. 年龄:

退休 空巢 丧偶

2. 身体:

焦虑 生理功能退化

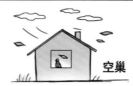

又得花很多的医疗费了。

咳咳……

担心

3. 家庭:

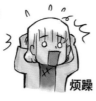 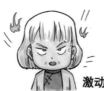 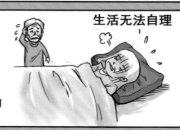

烦躁 激动 生活无法自理

4. 社会心理因素:

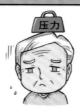

压力

孤独 心理支持少

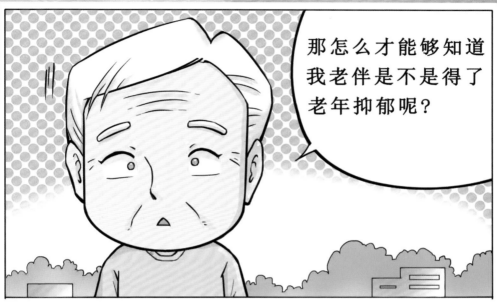

那怎么才能够知道我老伴是不是得了老年抑郁呢？

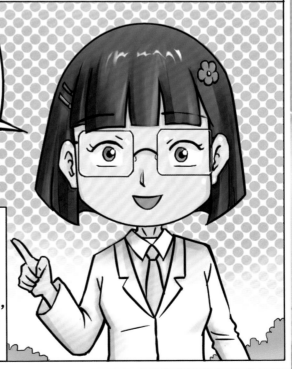

王大爷，我这有一张老年抑郁筛查表，让李大妈先做一下，然后我们看看结果。

老年抑郁筛查表(EDSF)是一种简单易行、有效可靠的工具，可用于老年人抑郁症的筛查和早期干预。在实际应用中，应结合其他评估方法，并根据老年人的具体情况进行综合判断。

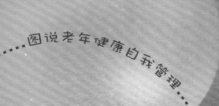

	表1-1	如何判断自己是否得了老年抑郁?			
	选择最切合您最近1周来的感受的答案		**是**	**否**	**得分**
1	你对生活基本上满意吗?		0	1	
2	你是否已经放弃了许多活动和兴趣?		1	0	
3	你是否觉得生活空虚?		1	0	
4	你是否常感到厌倦?		1	0	
5	你觉得未来有希望吗?		0	1	
6	你是否因为脑子里有一些想法摆脱不掉而烦恼?		1	0	
7	你是否大部分时间精力充沛?		0	1	
8	你是否害怕会有不幸的事落到你头上?		1	0	
9	你是否大部分时间感到幸福?		0	1	
10	你是否常感到孤立无援?		1	0	
11	你是否经常坐立不安、心烦意乱?		1	0	
12	你是否希望待在家里而不愿意去做些新鲜事?		1	0	
13	你是否常常担心将来?		1	0	
14	你是否觉得记忆力比以前差?		1	0	
15	你觉得现在生活很惬意?		0	1	
16	你是否常感到心情沉重、郁闷?		1	0	
17	你是否觉得像现在这样的生活毫无意义?		1	0	
18	你是否常为过去的事忧愁?		1	0	
19	你觉得生活很令人兴奋吗?		0	1	
20	你开始一件新的工作困难大吗?		1	0	
21	你觉得生活充满活力吗?		0	1	
22	你是否觉得你的处境毫无希望?		1	0	
23	你是否觉得大多数人比你强得多?		1	0	
24	你是否常为一些小事伤心?		1	0	
25	你是否常觉得想哭?		1	0	
26	你集中精力困难吗?		1	0	
27	你早晨起来很愉快吗?		0	1	
28	你希望避开聚会吗?		1	0	
29	你做决定很容易吗?		0	1	
30	你的思维像往常一样清晰吗?		0	1	

表现为抑郁的评分为:
回答为"否"的被认为是抑郁反映的问题:1、5、7、9、15、19、21、27、29、30。
回答为"是"的被认为是抑郁反映的问题:2、3、4、6、8、10、11、12、13、14、16、17、18、20、22、23、24、25、26、28。
一般来讲,在最高分30分中,得 0~10 分可视为正常范围,即无抑郁;11~20 分显示轻度抑郁;21~30分为中、重度抑郁。

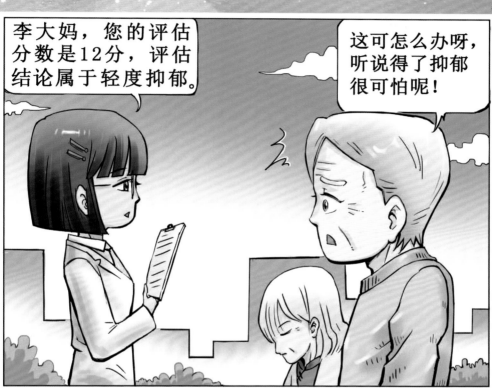

李大妈，您的评估分数是12分，评估结论属于轻度抑郁。

这可怎么办呀，听说得了抑郁很可怕呢！

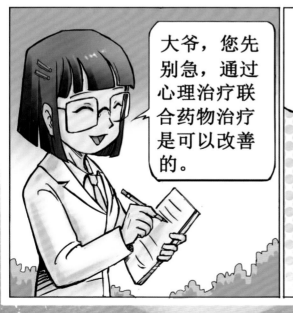

大爷，您先别急，通过心理治疗联合药物治疗是可以改善的。

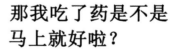

那我吃了药是不是马上就好啦？

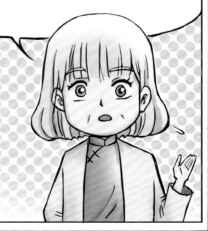

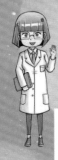

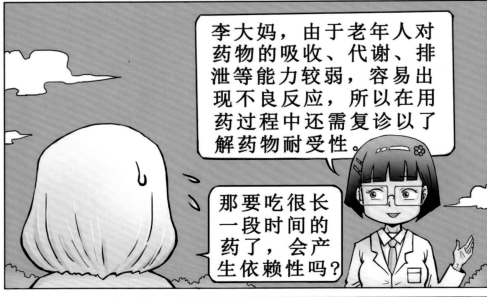

李大妈，由于老年人对药物的吸收、代谢、排泄等能力较弱，容易出现不良反应，所以在用药过程中还需复诊以了解药物耐受性。

那要吃很长一段时间的药了，会产生依赖性吗？

我们通常在服用抗抑郁药方面存在一些误区：

(1)抗抑郁药物治疗的周期较长，包括急性治疗、巩固治疗和维持治疗。

①急性治疗 ②巩固治疗 ③维持治疗

(2)在治疗后期患者状况明显好转时，千万不能擅自减量或停药。并且有些患者在症状消失或好转后自行停药一段时间后又再次复发，却认为这就是对抗抑郁药物的"依赖"，这其实是一个错误的认识。

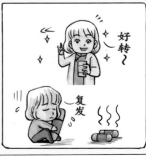

好转~

复发

(3)医生会根据您的症状进行减量或停药，我们应在医嘱指导下逐渐减药，最后实现成功停药。

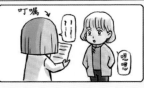

叮嘱

嗯嗯

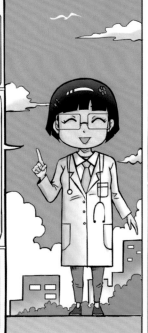

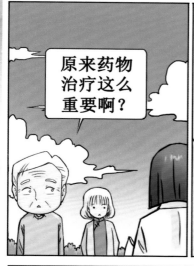

原来药物治疗这么重要啊？

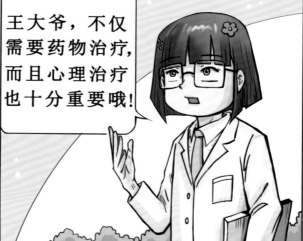

王大爷，不仅需要药物治疗，而且心理治疗也十分重要哦！

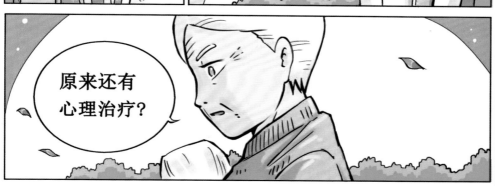

原来还有心理治疗？

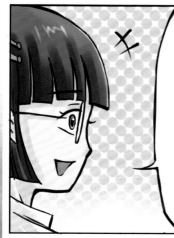

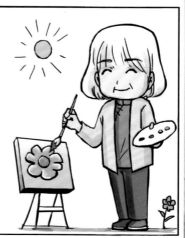

对！像大妈这种情况可以通过培养兴趣爱好，来丰富和充实自己的生活。

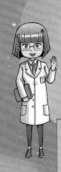

小课堂讲知识

老年抑郁患者家属能做些什么？

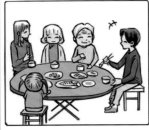

1. 建立良好的亲情关系：家人的陪伴和关爱对患者康复十分重要。

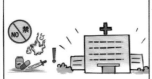

2. 防范意外事件：家人应保证患者安全，症状加重时及时就医。

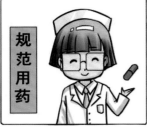

3. 提高服药依从性：严格督促规律服药，不可随意增减药量，药物调整应在医生指导下进行。

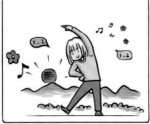

4. 做好心理护理：多与患者沟通，鼓励患者表达自己的想法，注意维护患者的自尊心。

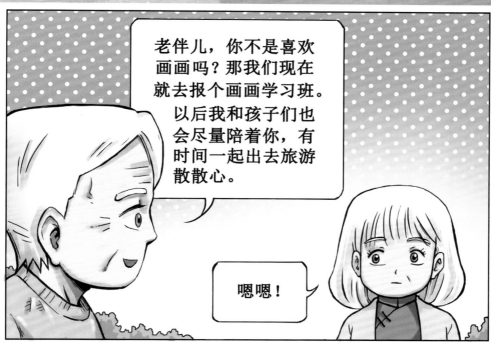

老伴儿，你不是喜欢画画吗？那我们现在就去报个画画学习班。以后我和孩子们也会尽量陪着你，有时间一起出去旅游散散心。

嗯嗯！

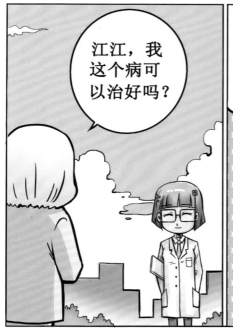

江江，我这个病可以治好吗？

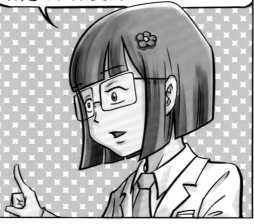

这个需要根据患者病情的轻重程度来看，若患病时间短、病情较轻则预后较好，如果治疗及时且规范，绝大多数老年患者是可以康复的。

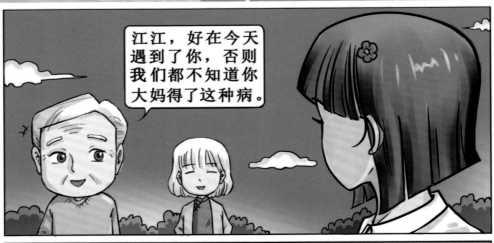

江江，好在今天遇到了你，否则我们都不知道你大妈得了这种病。

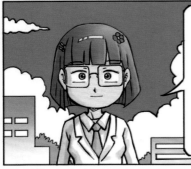

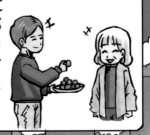

王大爷，您不用过于担忧，老年抑郁重在早发现、早诊断、早治疗，及时干预对老年抑郁极其重要。

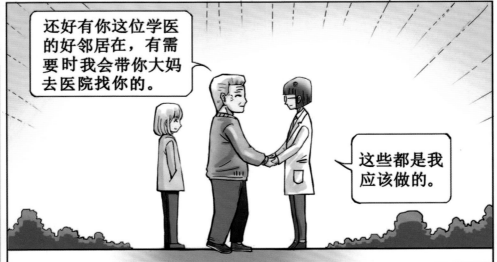

还好有你这位学医的好邻居在，有需要时我会带你大妈去医院找你的。

这些都是我应该做的。

1. 什么是老年慢性疼痛？

2. 引发老年慢性疼痛的原因有哪些？

3. 老年慢性疼痛如何评估？

4. 缓解老年慢性疼痛的治疗方法有哪些？

5. 中医疗法如何治疗疼痛？

6. 老年慢性疼痛患者及其家属应如何积极应对和缓解疼痛？

7. 如何预防老年慢性疼痛？

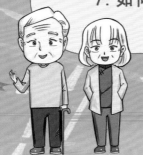

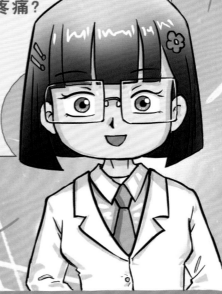

第二章
老年慢性疼痛

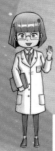

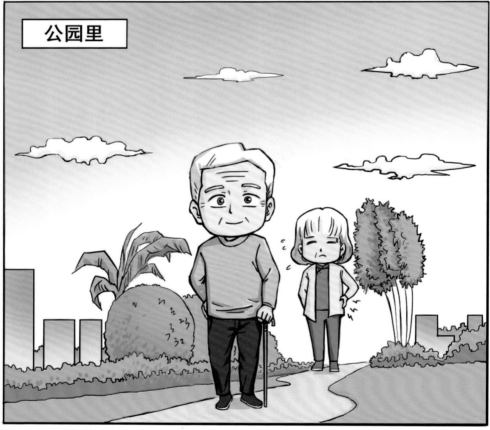

公园里

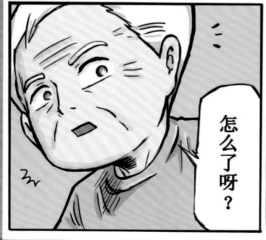

怎么了呀？

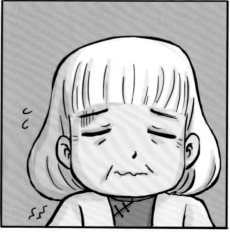

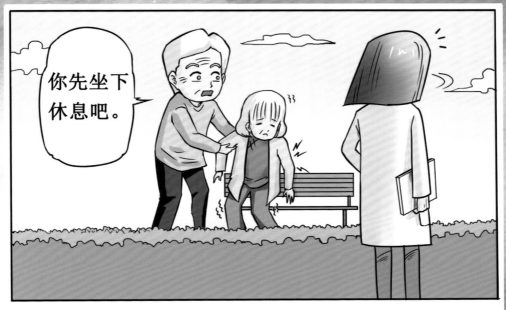

你先坐下休息吧。

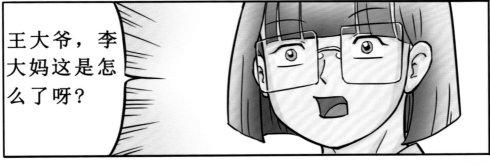

王大爷，李大妈这是怎么了呀？

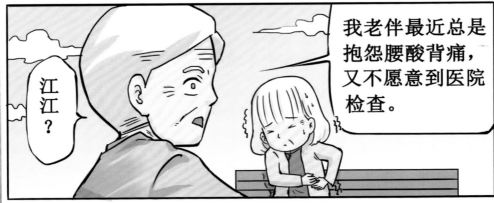

江江？

我老伴最近总是抱怨腰酸背痛，又不愿意到医院检查。

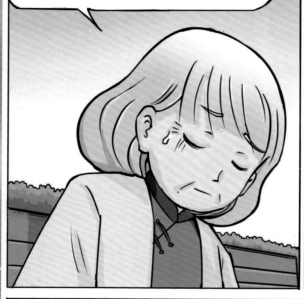

都是些老毛病，从医院开点膏药贴一贴就会好点儿。

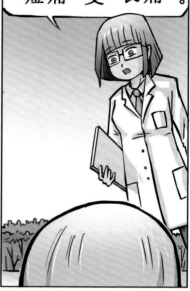

李大妈，身体疼痛千万别扛着，警惕"短痛"变"长痛"。

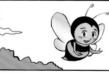

小课堂讲知识

什么是老年慢性疼痛？

老年慢性疼痛是指老年人长时间（超过3个月）持续出现的疼痛症状，常见的有颈肩腰腿痛、带状疱疹后神经痛、三叉神经痛以及癌症疼痛等，程度轻重不一、持续时间长短不一，对老年人的生活、精神和身体健康都会造成影响。

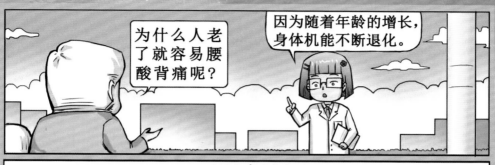

> 为什么人老了就容易腰酸背痛呢？

> 因为随着年龄的增长，身体机能不断退化。

小课堂讲知识
引发老年慢性疼痛的原因有哪些？

1.腰椎退行性疾病：如腰椎间盘突出、退行性腰椎滑脱等，常引起腰痛并伴有下肢疼痛。

2.腰肌劳损：可引起腰痛，往往晨起时疼痛明显，活动后可减轻，下午再度加重。

3.骨质疏松症：引起的腰背部疼痛，往往伴有腰背部沉重感，同时常常有夜间抽筋等症状。

骨质疏松症　沉重

4.神经性疼痛：老年人由于神经系统功能的下降，容易出现神经性病变，如带状疱疹后神经痛、三叉神经痛等，这些疾病都会导致剧烈的疼痛。

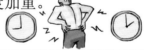

神经痛

5.关节痛：如类风湿关节炎、骨关节炎、痛风等，主要症状是突发性关节疼痛、红、肿、热和运动受限。

6.癌痛：①肿瘤本身的压迫；②炎症和感染；③神经干扰。

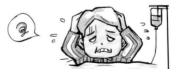

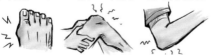

7.其他因素：如精神压力、恶病质、药物不良反应等。

不良反应

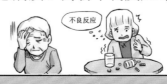

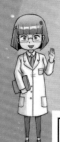
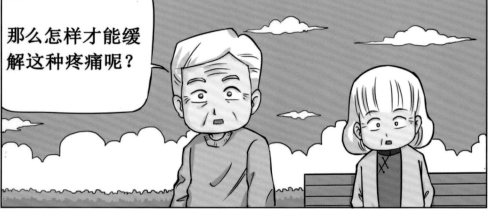

那么怎样才能缓解这种疼痛呢？

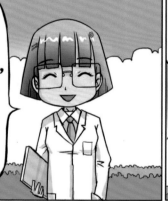

首先我们要对疼痛进行评估，然后选择最佳的止痛方式进行止痛。

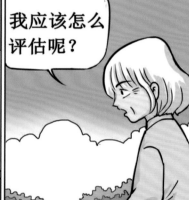

我应该怎么评估呢？

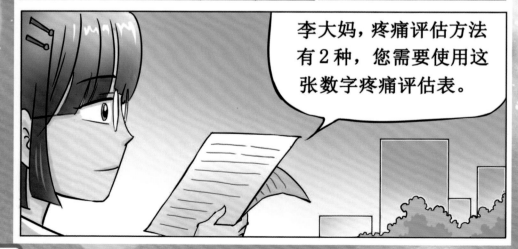

李大妈，疼痛评估方法有2种，您需要使用这张数字疼痛评估表。

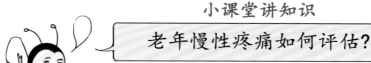

小课堂讲知识

老年慢性疼痛如何评估？

2种方式评估：

1. 数字评分法（NRS）

数字评分法适用于 8 岁以上儿童及成年人，不适用于有认知功能障碍的老年人。

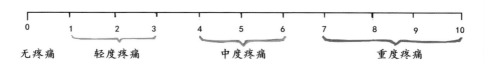

| 0 | 1 | 2 | 3 | 4 | 5 | 6 | 7 | 8 | 9 | 10 |

无疼痛　　轻度疼痛　　　　中度疼痛　　　　　　重度疼痛

数字评分法

2. Wong-Baker 面部表情量表（FRS）

面部表情疼痛量表适用于4~16岁的儿童，以及文化程度低、表达能力丧失及认知功能障碍的成年人。

Wong-Baker 面部表情量表

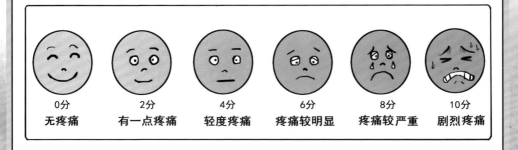

0分	2分	4分	6分	8分	10分
无疼痛	有一点疼痛	轻度疼痛	疼痛较明显	疼痛较严重	剧烈疼痛

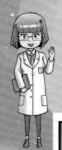

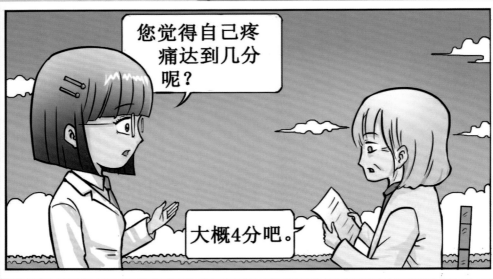

您觉得自己疼痛达到几分呢？

大概4分吧。

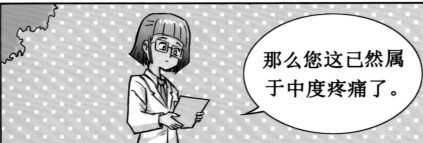

那么您这已然属于中度疼痛了。

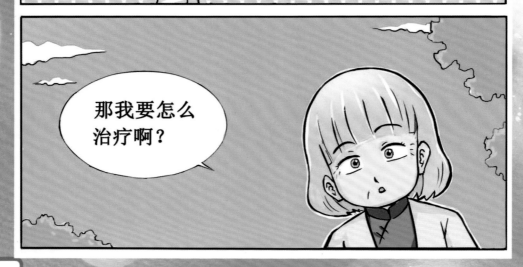

那我要怎么治疗啊？

小课堂讲知识

缓解老年慢性疼痛的治疗方法有哪些?

长期存在的慢性疼痛可能导致一系列并发症,如抑郁、焦虑、失眠、运动受限等。及时有效地治疗疼痛可以减少这些并发症的发生和严重程度,提高老年人的整体健康状况。当出现慢性疼痛时,应及时就医。常见治疗方案如下。

1.药物治疗:根据病情及疼痛类型和程度选择镇痛药、消炎药。

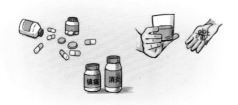

2.物理疗法:按摩、热敷、针灸、推拿、理疗等物理疗法可改善疼痛程度和减轻疼痛的持续时间。

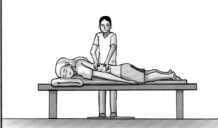

3.运动治疗:适当地打太极拳、跳广场舞、做保健操等能够促进血液循环、增强身体机能、减轻疼痛。

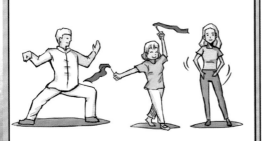

4.综合治疗:单一治疗效果不佳者,结合药物治疗、物理疗法、运动治疗等综合治疗,效果更佳。

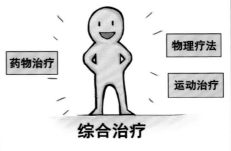

药物治疗　物理疗法　运动治疗

综合治疗

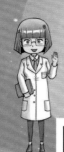

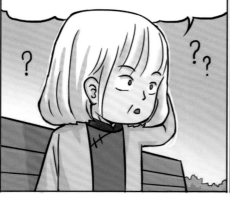

江江，吃止痛片会产生药物依赖吗？

长期使用镇痛药物可能会导致药物依赖和耐药性等不良反应，需要在医生的指导下正确服用药物。

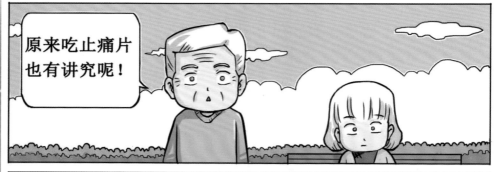

原来吃止痛片也有讲究呢！

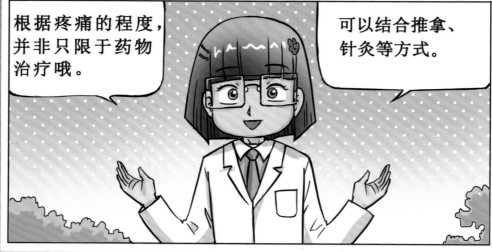

根据疼痛的程度，并非只限于药物治疗哦。

可以结合推拿、针灸等方式。

小课堂讲知识

中医疗法如何治疗疼痛？

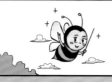

1. 推拿治疗：取督脉、膀胱经等穴，在双侧乳突和风池穴连线以下的区域及臀部下肢、竖脊肌、斜角肌等区域进行推拿，各区域推拿15分钟，每次45分钟，每2天1次，2周为1个疗程。

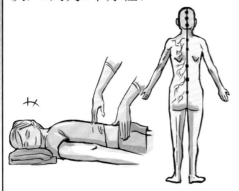

（以上操作需由专业医生执行）

2. 针刺治疗：取肾俞穴、气海俞，突出相应节段的夹脊穴、次髎、秩边、环跳、委中、阳陵泉、悬钟。每 10 分钟行针1次，留针30分钟，每日1次，连续治疗6天。

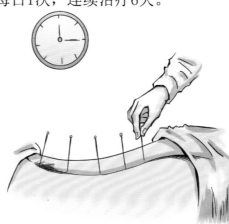

（以上操作需由专业医生执行）

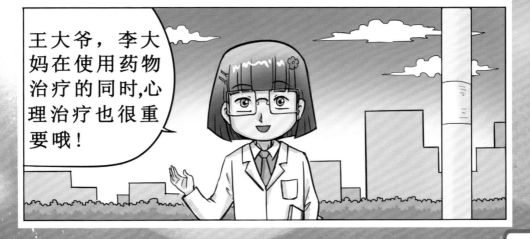

王大爷，李大妈在使用药物治疗的同时,心理治疗也很重要哦！

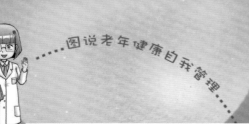

心理治疗？

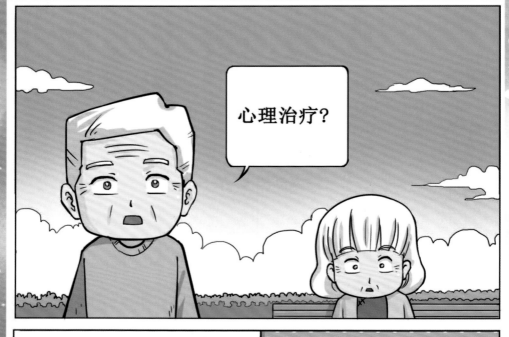

是的！老年慢性疼痛可以导致抑郁、焦虑等心理问题，心理治疗可以帮助患者减轻心理负担，提高生活质量，并增强对疼痛的耐受能力。

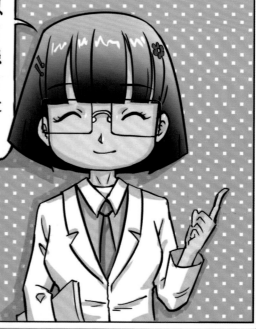

小课堂讲知识

老年慢性疼痛患者及其家属应如何积极应对和缓解疼痛？

1. 情感支持：家属在情感上给予患者坚定的支持和鼓励，让他们感受到被关心和重视。与患者进行沟通，倾听他们的心声和需求，帮助他们排解焦虑和抑郁情绪。

2. 协助药物管理：家属不仅应当积极督促患者按时服药，还需深入了解药物的不良反应和注意事项。确保患者正确安全地使用药物，并遵循医生的建议。

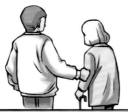

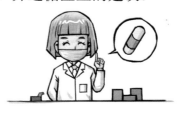

3. 协助非药物治疗：家属可以帮助患者进行非药物治疗，如按摩、热敷、冷敷等。

4. 促进活动和运动：家属可以鼓励患者进行适度的活动和运动如散步、伸展运动等。

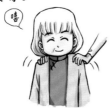

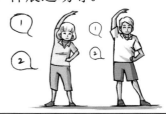

5. 提供舒适环境：家属可以为患者创造一个舒适的环境，如保持房间温度适宜、提供舒适的床垫和枕头等卧具。

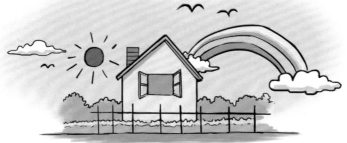

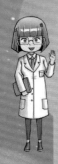

6. 协助应对策略：家属可以学习和教会患者有效的应对策略，如深呼吸、放松练习等。

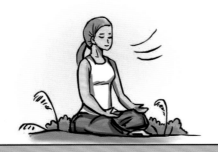

7. 寻求专业帮助：家属可以积极与医生、护士和其他专业人员沟通，了解并参与患者的疼痛管理。

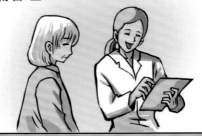

8. 学习关于疼痛管理的知识：家属可以主动学习关于疼痛管理的知识，了解常见的疼痛管理方法和技巧，以更好地支持患者。

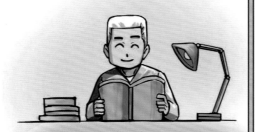

9. 寻求支持和交流：家属可以寻求支持和交流，加入慢性疼痛患者的支持群体或寻找专业的心理咨询师，以获取更多的支持和指导。

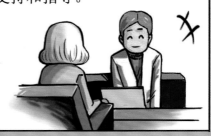

10. 自我照顾：家属在照顾患者的同时也要注意自己的身心健康。为了维持最佳状态，他们应当合理安排休息和放松，积极寻找支持和帮助，从而确保在照顾他人的同时，也能保持自身的健康与活力。

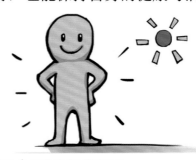

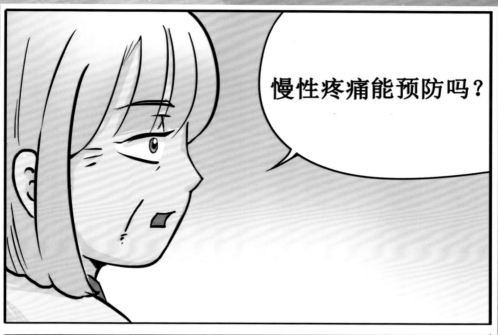

慢性疼痛能预防吗？

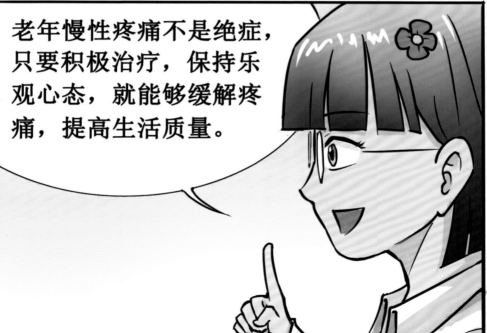

老年慢性疼痛不是绝症，只要积极治疗，保持乐观心态，就能够缓解疼痛，提高生活质量。

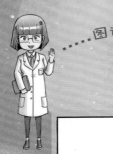

小课堂讲知识

如何预防老年慢性疼痛？

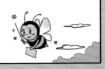

1. 保持适当的体重：保持健康的体重可以减轻关节和骨骼的负担，降低患上慢性疼痛的风险。

2. 进行适度的运动：定期进行适度的运动可以增强肌肉和骨骼的健康，降低关节和肌肉疼痛的风险。选择适合自己的运动方式，如散步、游泳、练瑜伽等。

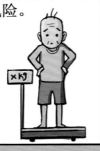

3. 避免过度劳累：长时间的重复性活动或过度劳累可能导致肌肉和关节的损伤，增加慢性疼痛的风险。因此，应合理安排工作和休息时间，避免过度劳累。

4. 注意姿势和体位：保持正确的姿势和体位可以减轻肌肉和关节的压力，有助于预防慢性疼痛。在长时间工作或学习中，要注意调整姿势，经常进行伸展运动让身体得到充分的休息与放松。

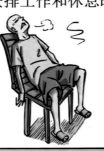

5. 避免长时间静坐：长时间静坐可能导致肌肉僵硬和不适，增加慢性疼痛的风险。建议每隔一段时间就起身活动一下，做一些伸展运动。

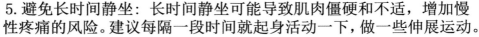

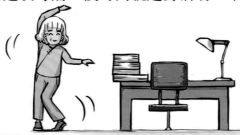

6. 合理安排活动和休息：合理安排活动和休息时间，避免长时间的单一活动或过度疲劳，有助于预防慢性疼痛的发生。

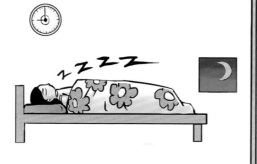

7. 保持良好的饮食习惯：均衡的饮食可以提供身体所需的营养，多摄入富含维生素和矿物质的食物，如水果、蔬菜、全谷物等。

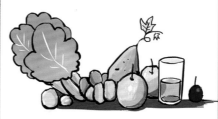

8. 戒烟、限酒：吸烟和过量饮酒会对身体健康造成损害，增加慢性疼痛的风险。戒烟和限制饮酒有助于预防慢性疼痛的发生。

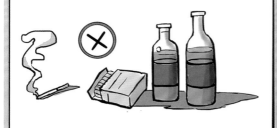

9. 定期体检：定期进行身体检查可以及早发现和早治疗潜在的健康问题，降低慢性疼痛的风险。

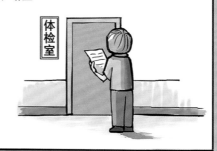

10. 寻求专业指导：如果出现持续或严重的疼痛，应及时咨询医生等专业医疗人员，寻求适当的治疗和管理方法。

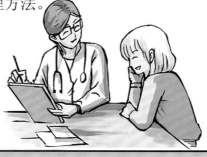

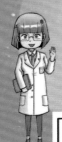

谢谢小江让我们了解慢性疼痛，我们会重视慢性疼痛，配合治疗，控制好疼痛。

不客气！

王大爷，如果疼痛并且伴有其他不适症状，还是要及时就医查明原因的，千万别硬扛。

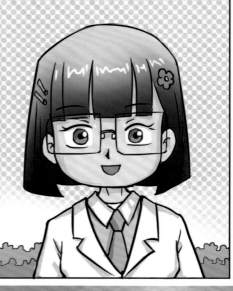

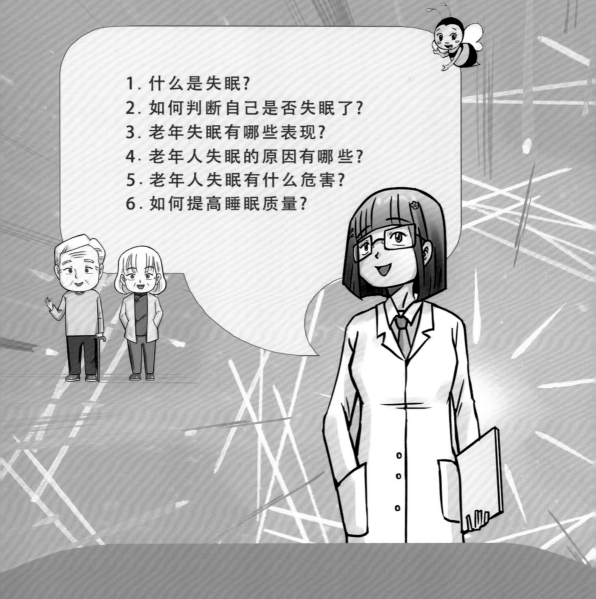

1. 什么是失眠?
2. 如何判断自己是否失眠了?
3. 老年失眠有哪些表现?
4. 老年人失眠的原因有哪些?
5. 老年人失眠有什么危害?
6. 如何提高睡眠质量?

第三章

老年失眠

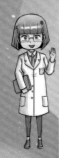

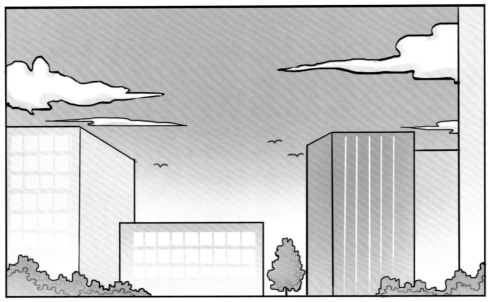

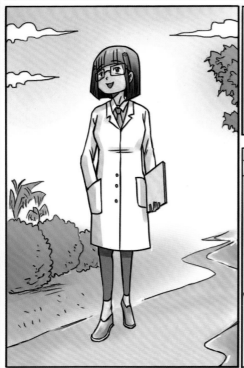

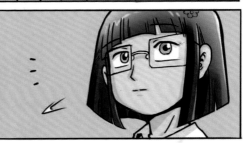

李大妈，最近怎么样啊？还有没有腰酸背痛啊？

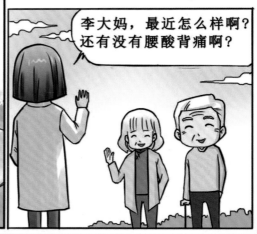

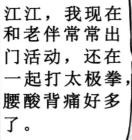

江江，我现在和老伴常常出门活动，还在一起打太极拳，腰酸背痛好多了。

犯困~

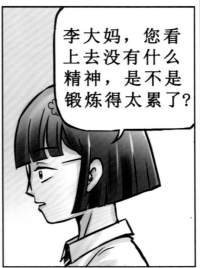

李大妈，您看上去没有什么精神，是不是锻炼得太累了?

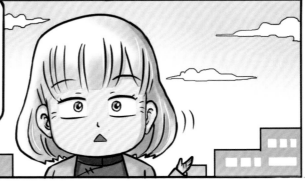

晚上翻来覆去睡不着，经常做梦，早上醒得早,白天就没精神,时常犯困。

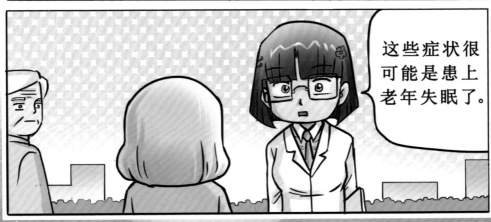

这些症状很可能是患上老年失眠了。

35

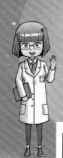

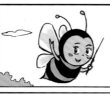

小课堂讲知识

什么是失眠?

老年失眠是以各种原因引起入睡困难、睡眠深度或频度过短、早醒及睡眠时间不足或质量差等经常不能获得正常睡眠为特征的一种病症。

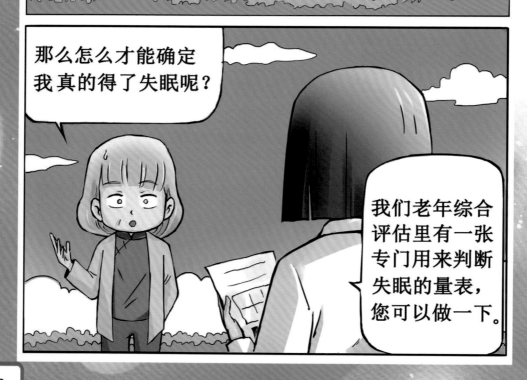

那么怎么才能确定我真的得了失眠呢?

我们老年综合评估里有一张专门用来判断失眠的量表,您可以做一下。

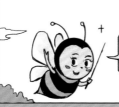

小课堂讲知识

如何判断自己是否失眠了？

表3-1 阿森斯失眠量表（AIS）

本表主要用于评估您近1个月的睡眠情况。对于以下列出的8个方面的问题，如果在过去1个月内每周至少发生3次在您身上，可采用该表进行自我评估。

项目	0分	1分	2分	3分	得分
入睡时间 （关灯后到睡着的时间）	没问题	轻微延迟	显著延迟	延迟严重或没有睡觉	
夜间苏醒	没问题	轻微影响	显著影响	严重影响或没有睡觉	
比期望的时间早醒	没问题	轻微提早	显著提早	严重提早或没有睡觉	
总睡眠时间	足够	轻微不足	显著不足	严重不足或没有睡觉	
总睡眠质量 （无论睡多长）	满意	轻微不满	显著不满	严重不满或没有睡觉	
白天情绪	正常	轻微低落	显著低落	严重低落	
白天身体功能 （体力和精神，如记忆力、认知能力和注意力等）	足够	轻微影响	显著影响	严重影响	
白天思睡	无思睡	轻微思睡	显著思睡	严重思睡	

注 总分小于4分：无睡眠障碍；总分在4~6分：可疑失眠；总分在6分以上：失眠。得分越高，表示睡眠质量越差。

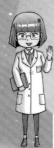
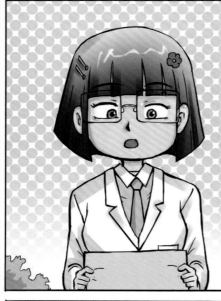

李大妈，您做出来的结果，评分为10分，评估结论属于失眠。

失眠？江江，你说我老伴得了失眠？

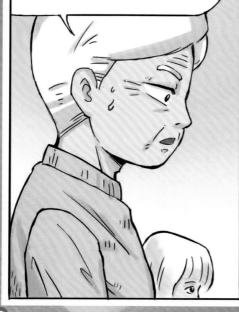

是的，王大爷，失眠的表现有很多，时间长了还有可能导致神经衰弱和抑郁症。

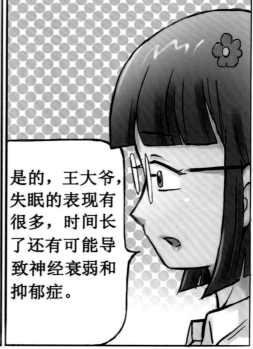

小课堂讲知识
老年失眠有哪些表现？

1. 入睡困难。

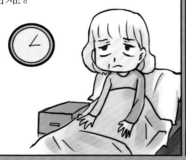

2. 睡眠时间减少，不能熟睡。

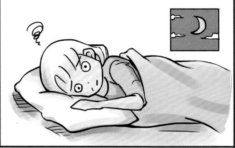

3. 早醒、醒后无法再入睡。

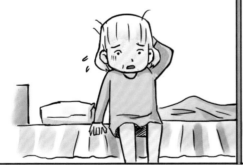

4. 经常从噩梦中惊醒，自己感觉整夜都在做噩梦。

惊醒

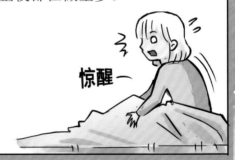

5. 睡过之后还是感觉很疲惫。

好疲惫

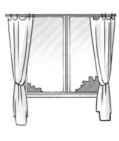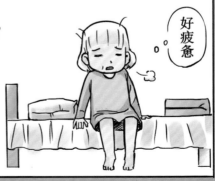

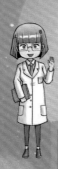
6. 失眠时间可长可短，短者数天可好转，长者持续数日且难以恢复。

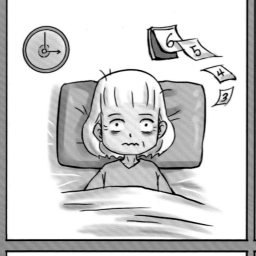

7. 容易被惊醒，对声音或灯光敏感。

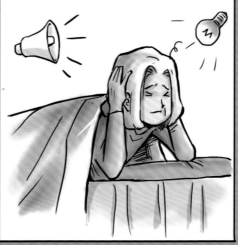

8. 很多失眠的人喜欢胡思乱想。

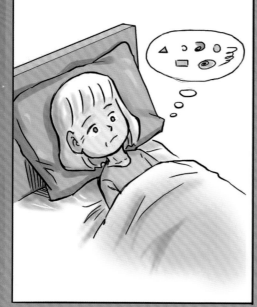

9. 长时间的失眠会导致神经衰弱和抑郁症，而神经衰弱又会加重失眠。

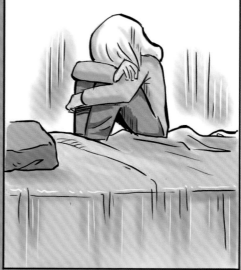

李大妈，最近您有什么心事吗？

没啥心事，就是有时候会感觉胸口闷不舒服，所以晚上老是睡不好。

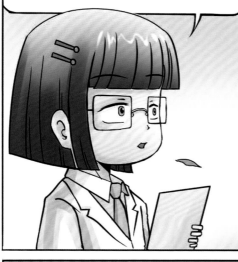

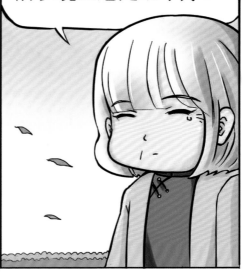

那我建议您去医院检查一下胸闷的原因，可能是由于某些疾病导致了您的失眠症状。

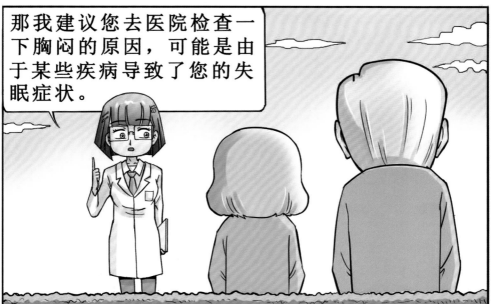

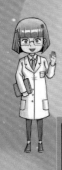

小课堂讲知识

老年人失眠的原因有哪些?

老年人失眠的原因有多种,包括疾病、精神心理因素、环境因素和个性特征及药物因素等。

1. 年龄因素: 随着衰老, 老年人睡眠节律发生变化, 夜间睡眠少, 导致白天瞌睡增多。

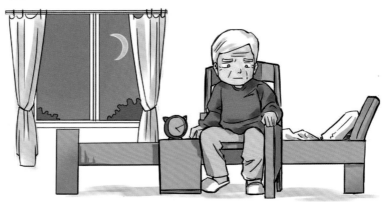

2. 环境因素: 进入老年期, 角色的转变、重大的生活事件、居住的环境嘈杂, 以及不良睡眠习惯, 如睡前大量饮水、饮用具有刺激性和兴奋性的饮料、进行兴奋性活动等, 这些都可能成为影响睡眠质量的因素。

   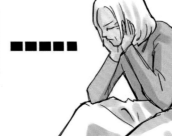

嘈杂　　　饮水多　　　饮料

3.疾病因素：老年人自身患有慢性疾病会影响睡眠，严重者可导致失眠。失眠是常见器质性疾病的首发症状，如神经退行性疾病、脑动脉硬化所引发的脑缺血和脑出血，以及心血管疾病、呼吸系统疾病等，此外，骨关节、肝肾功能等慢性疾病也可能影响睡眠。失眠也可与器质性疾病共病。

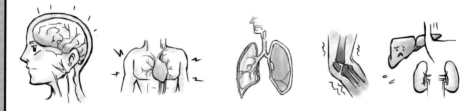

脑缺血、脑出血　　心血管疾病　　呼吸系统疾病　　骨关节　　肝肾功能

4.药物因素：长期服用某些药物或保健品会导致大脑兴奋，影响睡眠，引发失眠等问题。

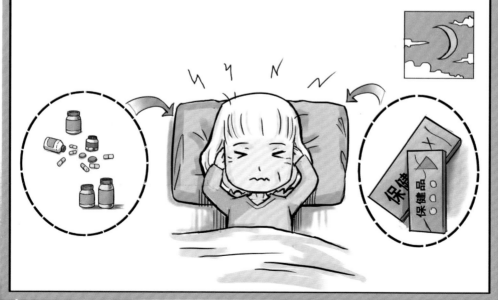

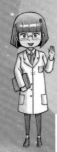

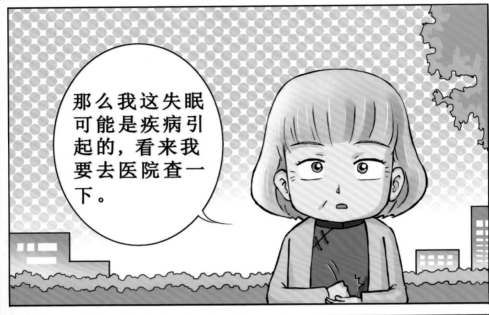

那么我这失眠可能是疾病引起的，看来我要去医院查一下。

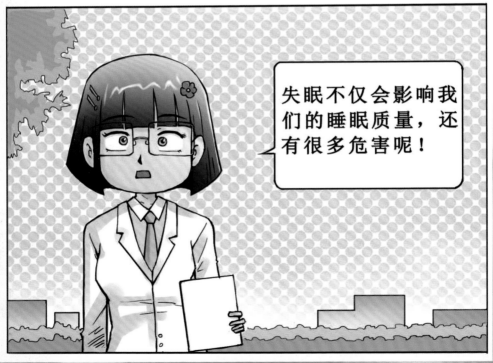

失眠不仅会影响我们的睡眠质量，还有很多危害呢！

小课堂讲知识

老年人失眠有什么危害？

1.影响免疫功能，使免疫功能严重下降。

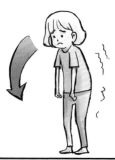

2.易患心血管疾病及糖尿病。

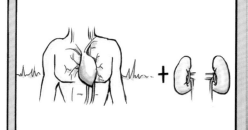

3.患有失眠的老年人可能面临更高的老年痴呆患病风险。

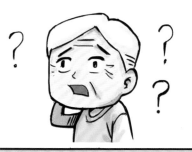

4.可对消化系统造成负面影响，进而增加消化系统疾病的患病风险。

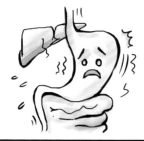

5.失眠可加剧衰老及记忆力下降。

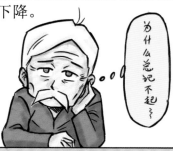

为什么总记不起？

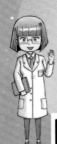
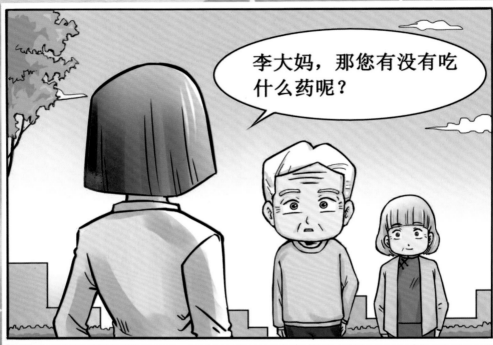

李大妈，那您有没有吃什么药呢？

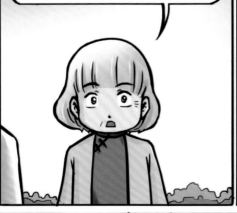

我晚上睡不好，就让我女儿给我开了安眠药吃。

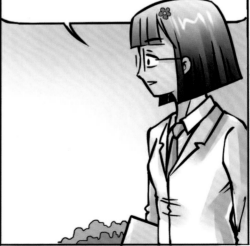

安眠药有很多种类，每种药的剂量和对老年人产生的不良反应都不一样。

除了吃药，还有其他什么方法吗？

除了服药之外，舒适的睡眠环境和规律的生活习惯十分重要，平日大妈也可以食用具有安神功效的食物，如百合、莲子、酸枣仁、龙眼肉等。

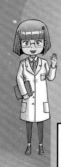

小课堂讲知识

如何提高睡眠质量？

1. 坚持规律的睡眠时间：可尝试每天在同一时间入睡和起床，有助于建立健康的睡眠习惯。

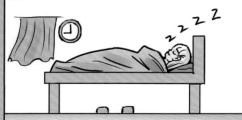

2. 创造一个适合睡眠的环境：保持房间安静、床上用品舒适。

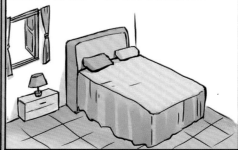

3. 减少使用电子设备的时间：睡前1~2小时控制使用电子设备的时间。

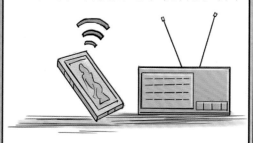

4. 避免摄入咖啡因和酒精等刺激性物质。

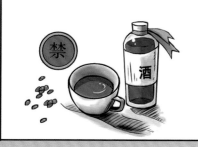

5. 养成放松的睡前习惯：在睡前听轻柔的音乐或进行呼吸练习，有助于您入睡。

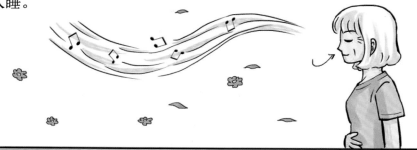

6.不在床上做其他事情，如看电视或玩手机。

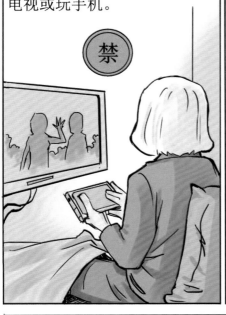

禁

7.睡前可进行双脚中药泡洗，水温40度左右，浸泡30分钟。

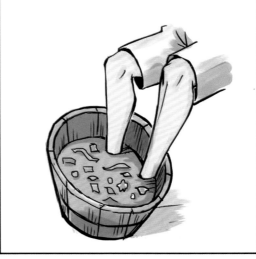

8.进行适量的运动：适量的运动有助于改善睡眠质量。但要注意运动的时间，避免运动过于激烈，以致过度兴奋，进而影响睡眠。

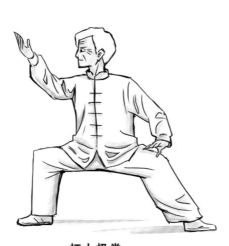

打太极拳

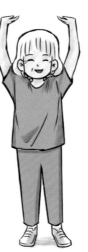

练八段锦

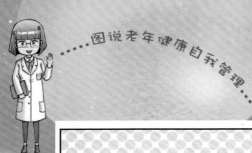

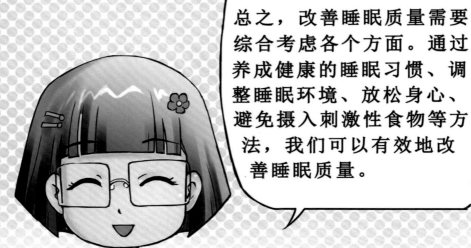

总之，改善睡眠质量需要综合考虑各个方面。通过养成健康的睡眠习惯、调整睡眠环境、放松身心、避免摄入刺激性食物等方法，我们可以有效地改善睡眠质量。

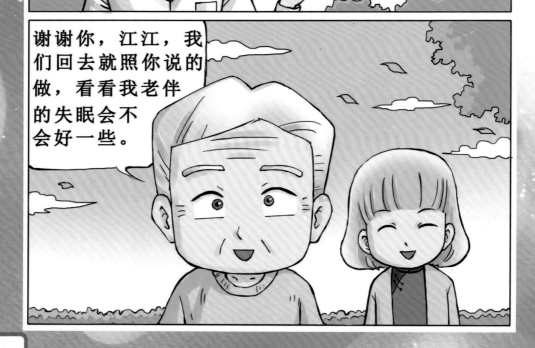

谢谢你，江江，我们回去就照你说的做，看看我老伴的失眠会不会好一些。

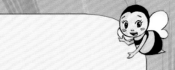

1. 什么是老年衰弱?
2. 老年衰弱的临床表现有哪些?
3. 老年衰弱的干预措施有哪些?
4. 如何预防老年衰弱?

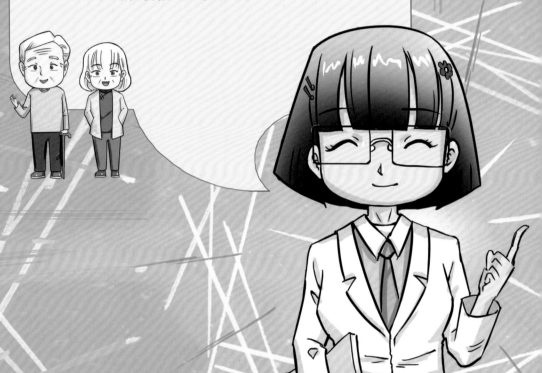

第四章

老年衰弱

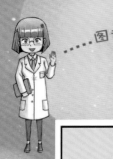

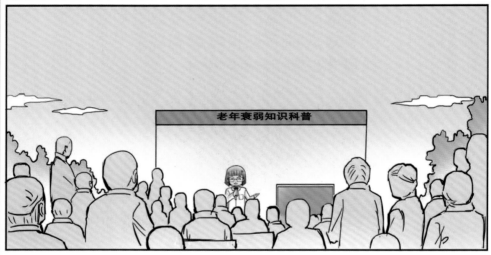

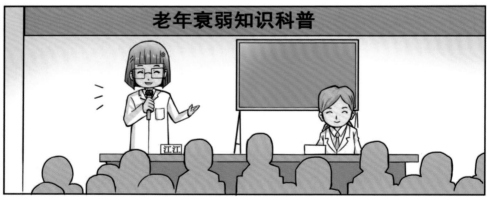

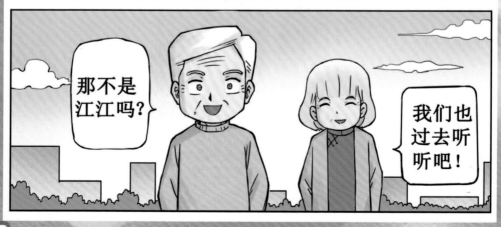

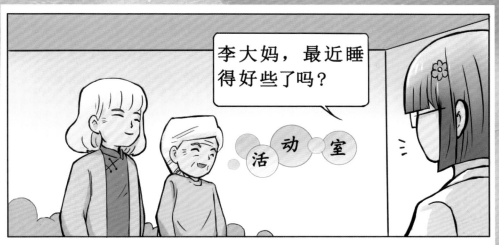

李大妈，最近睡得好些了吗？

活动室

江江，我试了你说的方法还真管用，睡得比之前好多了。

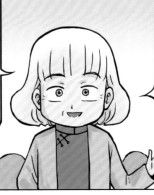

这人老了不服老是不行啊，以前我吃得下、睡得着，天天有用不完的力气。现在不行了，走路没有以前有劲了，记忆力也越来越差。

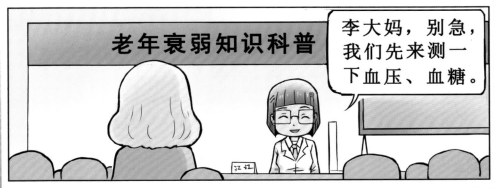

老年衰弱知识科普

李大妈，别急，我们先来测一下血压、血糖。

江江

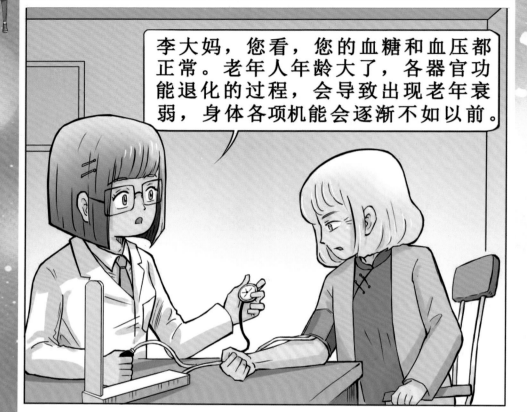

李大妈，您看，您的血糖和血压都正常。老年人年龄大了，各器官功能退化的过程，会导致出现老年衰弱，身体各项机能会逐渐不如以前。

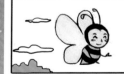

小课堂讲知识

什么是老年衰弱？

老年衰弱是指一组由于机体退行性改变和多种慢性疾病引起的机体易损性增加的老年综合征。其核心是老年人生理储备减少或多系统功能异常，包括神经肌肉系统、代谢及免疫系统改变。这种状态增加了死亡、失能、跌倒及谵妄等风险。

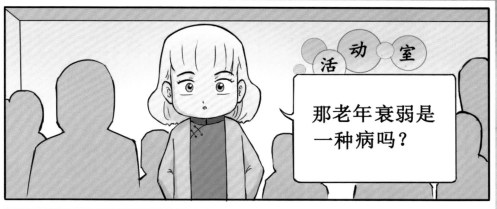

那老年衰弱是一种病吗？

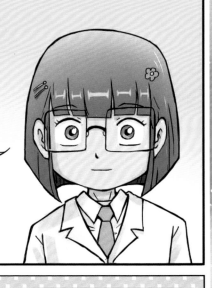

老年衰弱不是一种病，它是一种疾病前状态，衰弱是介于健康和疾病的中间状态，如营养不良，不爱活动，多种疾病共存，吸烟、饮酒等不良习惯都有可能导致老年人发生衰弱，如果再严重一点，就会演变成老年衰弱。

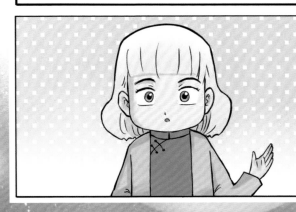

怎么知道我是不是得了老年衰弱呢？

小课堂讲知识

老年衰弱的临床表现有哪些?

老年衰弱是老年人表现出来的一系列症状,但没有器质性改变的一组综合征,包括:步伐慢、能量消耗受限、自感身体耗竭,通常更容易患上其他严重疾病。具体表现如下。

1.不明原因的体重下降、活动耐力下降、健忘失眠、疲乏无力和反复出现感染。

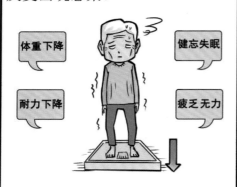

2.谵妄:是脑功能下降的表现,尤其以夜间更加明显。

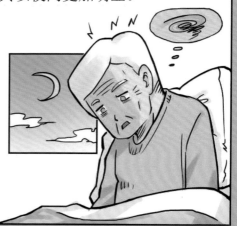

3.易跌倒:患有衰弱的老年人容易发生一过性肌张力丧失,人体无法自我控制或维持正常姿势,从而使躯干丧失平衡跌倒。

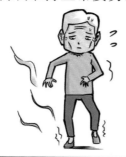
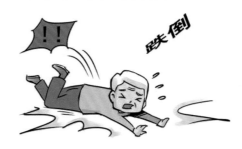

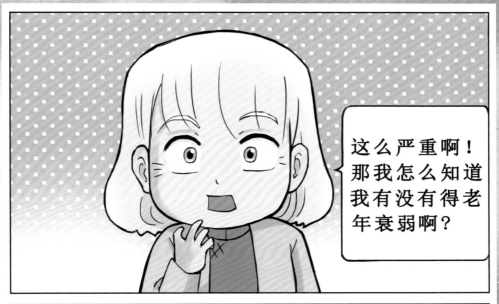

这么严重啊！那我怎么知道我有没有得老年衰弱啊？

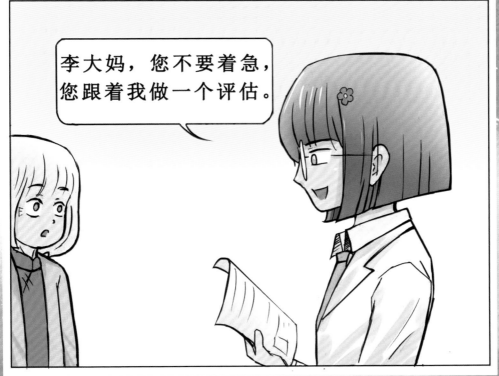

李大妈，您不要着急，您跟着我做一个评估。

衰弱评估量表（FRAIL衰弱评估量表）是由国际老年营养学会提出，可以帮助医生确定一个人的身体状态和功能能力是否受到影响，通过对疲劳感、阻力、行走、疾病和体重减轻5个部分评估，当评估分值≥3分时视为衰弱。具体参见下表。

表4-1 FRAIL衰弱评估量表

项目	询问方式	得分
疲乏	过去4周内大部分时间或所有时间感到疲乏	
阻力增加/耐力减退	在不用任何辅助工具及不用他人帮助的情况下，经楼梯中途不休息上1层楼有困难	
自由活动下降	在不用任何辅助工具及不用他人帮助的情况下，走完1个街区（100米）较困难	
疾病情况	医生曾诊断你存在5种以上如下疾病：高血压、糖尿病、急性心脏疾病发作、卒中、恶性肿瘤（微小皮肤癌除外）、充血性心力衰竭、哮喘、关节炎、慢性肺病、肾脏疾病、心绞痛等	
体重下降	1年或更短时间内出现体重下降≥5%	

注 1. 是=1分；否=0分。

　　2. ≥3分可诊断为衰弱；<3分为衰弱前期；0分为无衰弱。

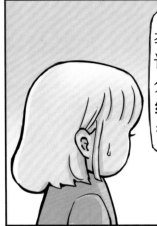

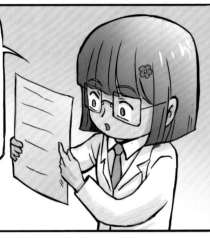

李大妈，经过评估，您的得分是3分，评估结论为患有老年衰弱。

这可怎么办呀？

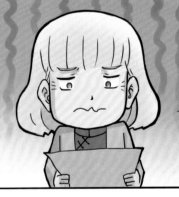

我这种情况需要治疗吗？

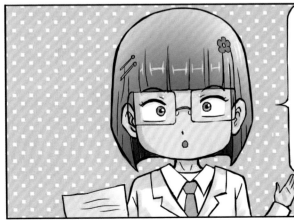

老年衰弱目前没有什么特效药物治疗，但是可以通过一些干预措施有效逆转和阻止衰弱的进程。

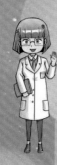

小课堂讲知识

老年衰弱的干预措施有哪些？

老年衰弱是老年人致残、致死的重要危险因素，早期筛查衰弱并予以早干预是提高老年人生命质量的重要手段。主要干预方法如下。

1.运动锻炼：主要是抗阻运动、有氧耐力运动。对于锻炼条件有限的老人，可以进行室内走路、在床上或座椅上进行抬腿、蹬腿等锻炼。

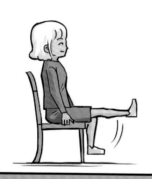

2.营养补充：营养干预可改善衰弱老人的体重下降和营养不良。补充能量和蛋白质，增加肌容量，进而改善衰弱状态。这是预防老年人衰弱的重要手段之一。

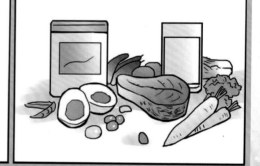

3.多病共存和多重用药的管理：积极治疗基础疾病，遵循多重用药原则，联合用药应少而精，定期检查常用药物，避免增加药物相互作用风险及药物不良反应。

定期检查

我们应该遵循多重用药原则。

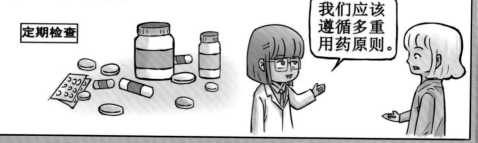

4.预防跌倒：①选择适当的辅助工具，并将常用物放在触手可及的位置；②上下楼梯、如厕时尽可能使用扶手；③走路尽量慢走，避免携带沉重物品；④避免去人多及湿滑的地方。

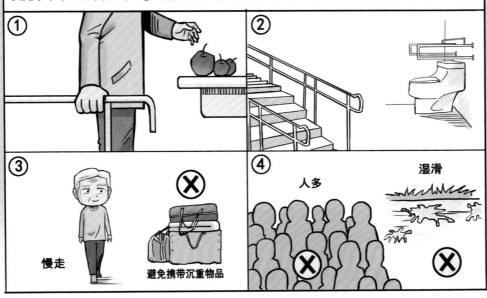

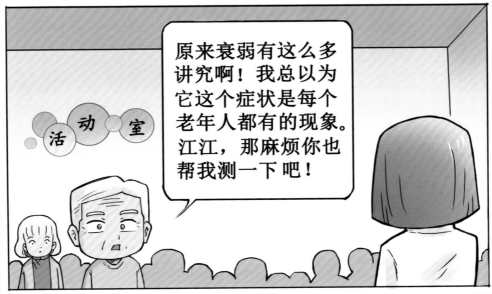

原来衰弱有这么多讲究啊！我总以为它这个症状是每个老年人都有的现象。江江，那麻烦你也帮我测一下吧！

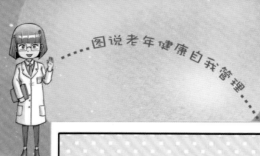

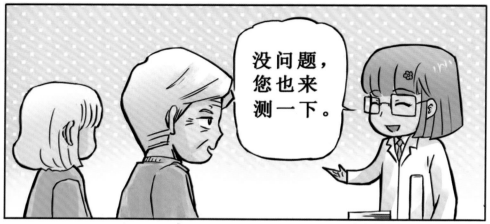

没问题，您也来测一下。

老年衰弱知识科普

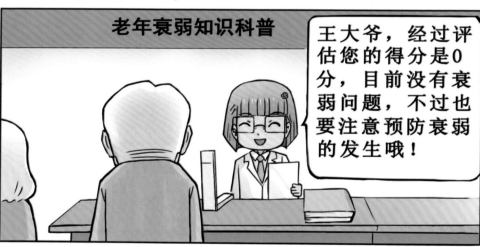

王大爷，经过评估您的得分是0分，目前没有衰弱问题，不过也要注意预防衰弱的发生哦！

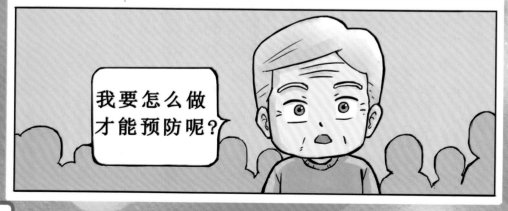

我要怎么做才能预防呢？

小课堂讲知识

如何预防老年衰弱？

预防老年衰弱，需要积极管理好现患疾病，特别是重视可逆转疾病的处理，通过对危险因素的干预，运动干预、营养干预、药物干预等措施，预防和延缓衰弱病程进展。具体方法如下。

1. 积极的生活方式：养成适量、规律的运动锻炼，保持充足的睡眠，戒掉吸烟、喝酒等不健康生活方式。

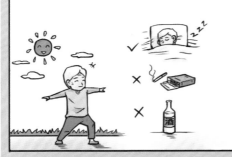

2. 科学饮食：给予清淡、易消化、低盐(每日食盐不要超过6克)、低脂肪、低胆固醇、高蛋白质、高维生素饮食，如菠菜、芹菜、瘦肉、鱼肉、麦片等。

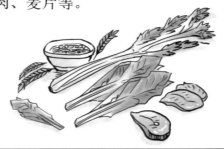

3. 良好的心态：注意休息，避免过度劳累、保持愉悦的心情，多听轻松音乐，旅游、唱歌、跳广场舞等。

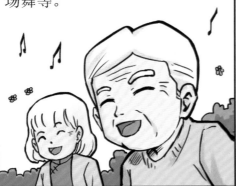

4. 有效控制慢性病：遵医嘱，积极配合治疗慢性病可以延缓衰弱的发生。

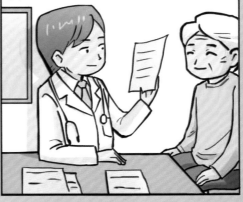

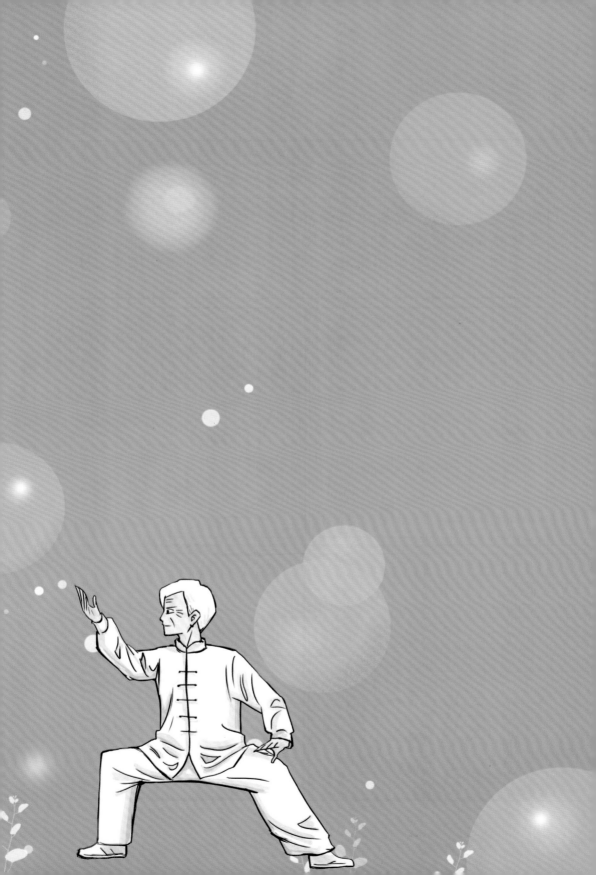

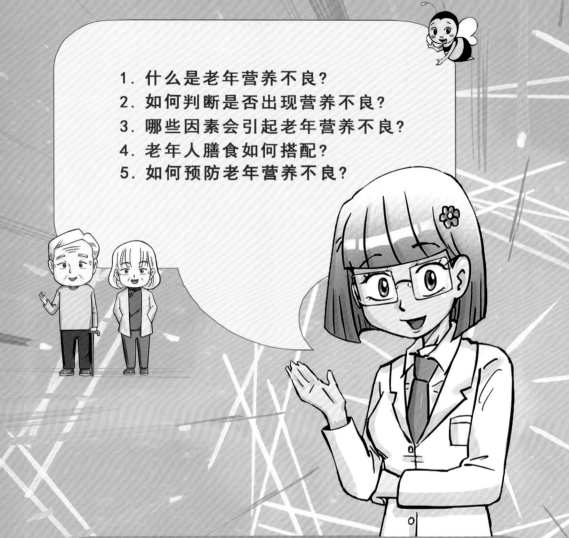

1. 什么是老年营养不良?
2. 如何判断是否出现营养不良?
3. 哪些因素会引起老年营养不良?
4. 老年人膳食如何搭配?
5. 如何预防老年营养不良?

第五章

老年营养不良

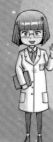

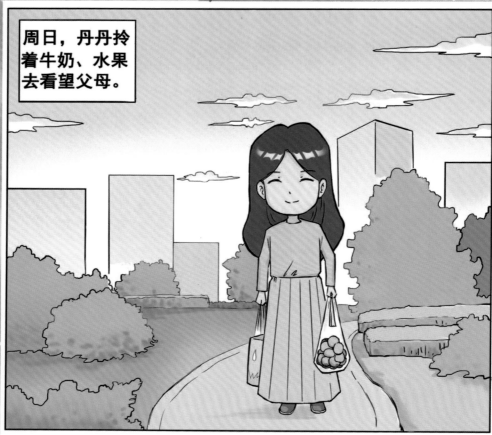

周日，丹丹拎着牛奶、水果去看望父母。

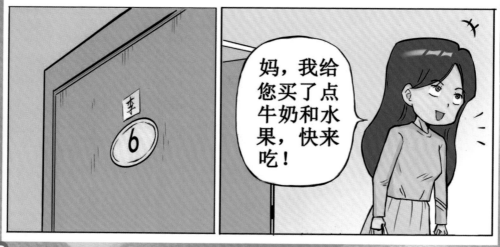

妈，我给您买了点牛奶和水果，快来吃！

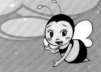

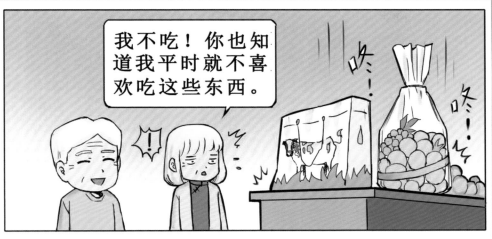

我不吃！你也知道我平时就不喜欢吃这些东西。

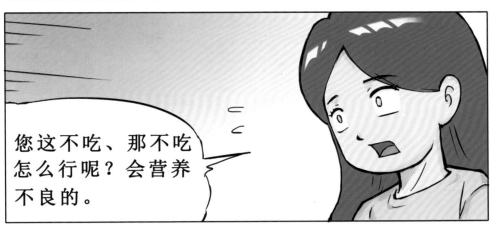

您这不吃、那不吃怎么行呢？会营养不良的。

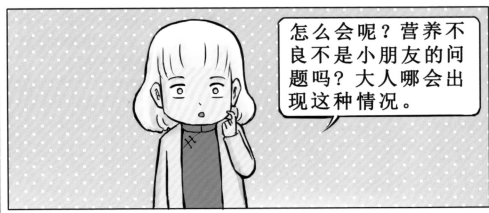

怎么会呢？营养不良不是小朋友的问题吗？大人哪会出现这种情况。

图说老年健康自我管理

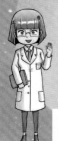

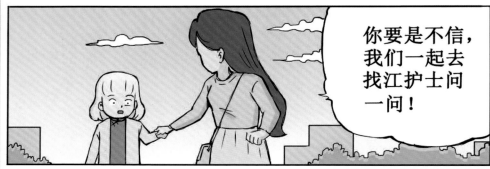

你要是不信，我们一起去找江护士问一问！

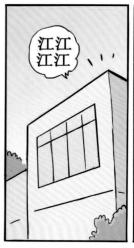

江江江江

江江，我妈最近老说没啥力气，这也不吃、那也不吃，你是专业人士，你来跟她说道说道。

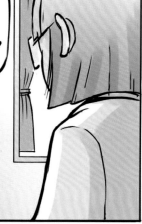

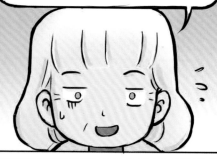

江江，是我女儿太过于紧张了，你看我又没变瘦，她非说我会营养不良，哪有那么严重。

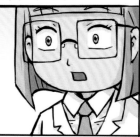

李大妈，不是非得到面黄肌瘦才是营养不良的表现。您最近感觉乏力、胃口也不好，要警惕发生老年营养不良。

小课堂讲知识

什么是老年营养不良？

老年营养不良是指老年人群中，因机体的需要量与营养摄入之间不平衡而引起一系列的症状。通常是由于老年人长期存在某些慢性疾病或者在饮食方面长期摄入不足所造成，表现出肌肉或脂肪消耗、皮褶厚度减少等营养失衡的症状。

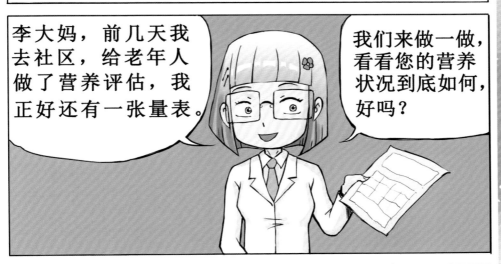

李大妈，前几天我去社区，给老年人做了营养评估，我正好还有一张量表。

我们来做一做，看看您的营养状况到底如何，好吗？

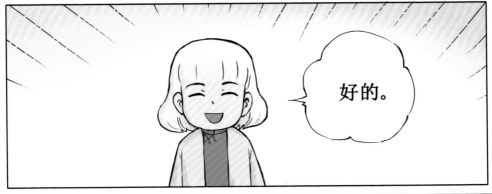

好的。

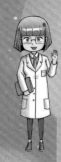

小课堂讲知识

怎么判断是否出现营养不良？

微型营养评定简表(MNA-SF)是专为老年人设计的一套评估方法，可有效评估老年人的营养状态，且操作简单、主观因素较少、准确率高，可为营养不良早期诊断提供可靠依据。

表5-1　微型营养评定简表(MNA-SF)

序号	评估内容	评分细则	分值	得分
1	近3个月体重下降	>3 千克	0	
		不知道	1	
		1~3 千克	2	
		无	3	
2	近3个月有无食欲减退、消化不良、咀嚼吞咽困难等	食欲严重减退	0	
		食欲轻度减退	1	
		无这些症状	2	
3	活动能力	需卧床	0	
		能活动、但不愿意	1	
		能外出活动	2	
4	精神疾病	重度痴呆或抑郁	0	
		轻度痴呆	1	
		无问题	2	
5	近3个月有无应激或急性疾病	有	0	
		无	2	
6	体重指数(BMI)kg/m²	BMI<19	0	
		19≤BMI<21	1	
		21≤BMI<23	2	
		BMI≥23	3	
7	如无法得到体重指数(BMI)，用小腿围 CC(cm)	CC<31	0	
		CC≥31	3	

评分标准：
正常营养状况:12~14分;有营养不良的风险:8~11分;营养不良:0~7分。

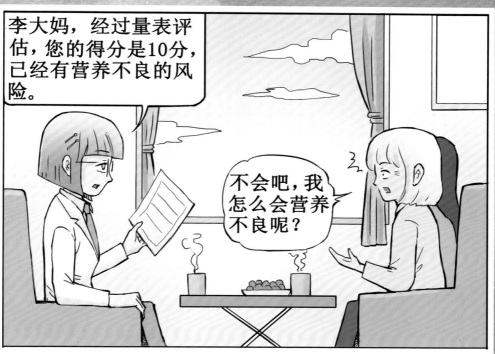

李大妈，经过量表评估，您的得分是10分，已经有营养不良的风险。

不会吧，我怎么会营养不良呢？

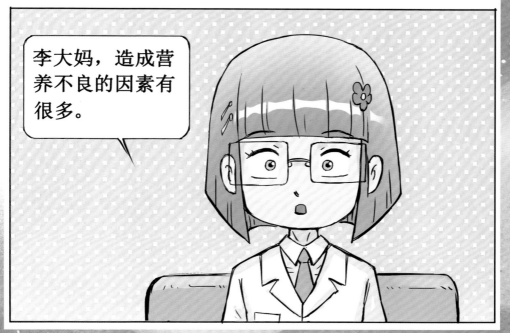

李大妈，造成营养不良的因素有很多。

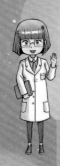

小课堂讲知识
哪些因素会引起老年营养不良？

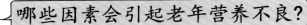

影响老年人营养状况的因素包括生理因素、用药因素、饮食习惯、心理因素等。

1. 生理因素：老年人牙齿缺损、脱落导致食物咀嚼困难，可极大降低老年人饮食的兴趣。

2. 用药因素：某些药物，有一定副作用，特别是呕吐、食欲减退等胃肠道反应，这些对老年人食欲和营养吸收造成不良影响。

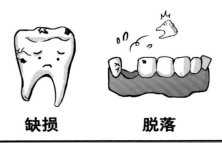

缺损　　　　脱落

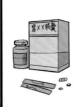
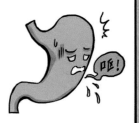

呕！

3. 饮食习惯：据不完全统计，将近半数的老年人并没有养成吃豆制品、喝牛奶的习惯，这导致他们体内蛋白质严重缺乏，进而影响了热量的充足供给。

4. 心理因素：独居老人或是经济困难的家庭，可能会使老年人饮食变得不规律，食物摄入量减少，同时偏食情况严重。

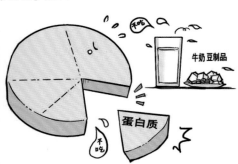

牛奶豆制品
蛋白质
不吃

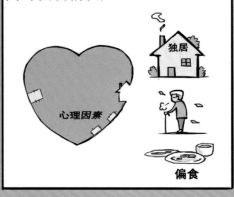

独居
心理因素
偏食

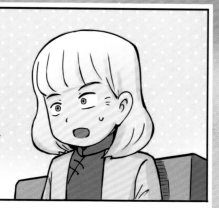

其实我平时吃得也不少，每顿都可以吃一大碗米饭呢！就是这几天饭量少了一些。

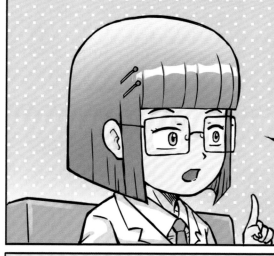

李大妈，光吃白米饭是不行的，老年人的主食要多样化。

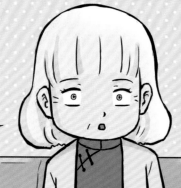

那你教教我，我平时该吃些什么呢？

73

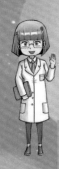

小课堂讲知识

老年人膳食如何搭配？

1. 充分考虑老年人的饮食喜好，给老年人准备多样化、营养丰富、易消化的饮食，注意荤素的搭配，保持营养均衡。

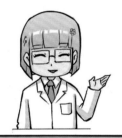

多样化

营养丰富

易消化

荤素搭配

营养均衡

2. 嘱老年人少量多餐，避免过饥或过饱，减慢进食速度，防止发生噎食，保证饮食安全。

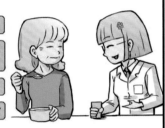

少量多餐

避免过饥或过饱

减慢进食

防止噎食

3. 鼓励老年人在床边活动，有助于促进消化，增进食欲。

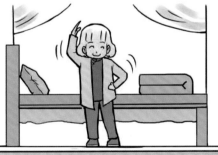

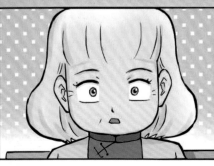

除了吃的方面要注意，还有其他要注意的吗？

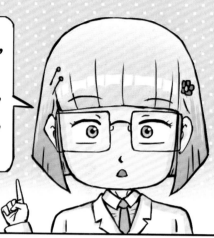

还要记得监测自己的体重，如果短时间内发现自己过重或过瘦都应该及时就医，平时可以多出去做些运动，多晒太阳。

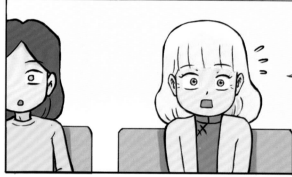

嗯嗯，江江，那我现在已经有营养不良的风险了，会不会更加严重啊？

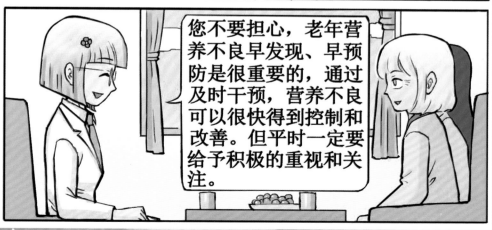

您不要担心，老年营养不良早发现、早预防是很重要的，通过及时干预，营养不良可以很快得到控制和改善。但平时一定要给予积极的重视和关注。

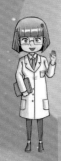

小课堂讲知识

如何预防老年营养不良？

营养不良是老年人常见的健康问题之一，对老年人的健康和生活质量产生很大影响。那么老年人营养不良该如何预防呢？

1. 维持健康体重，增加户外活动时间，多晒太阳并适当摄入富含维生素D的食物，如动物肝脏、蛋黄等。

2. 积极主动与他人交流，多参与群体活动。

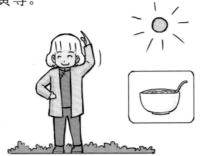

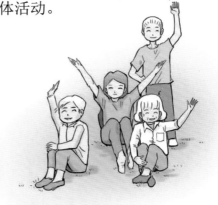

3. 适当参与食物的准备和烹饪，烹制自己喜爱的食物，享受家庭共同进餐的愉悦。

4. 对于孤寡、独居老年人，建议多结交朋友，去社区老年食堂、助餐点、托老所用餐，增进交流，增加食物摄入量。

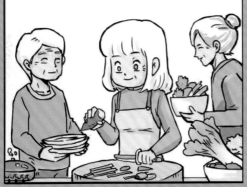

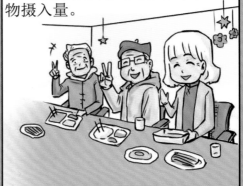

5.中医艾灸治疗脾胃虚弱：（1）选用足三里、合谷、三阴交，主要治疗单纯性消化不良。（2）灸命门、关元，可益命火、壮肾阳，每日或隔日1次，每次20分钟。同时可以进食一些健脾的食物，如山药、黄芪、茯苓、白术等。

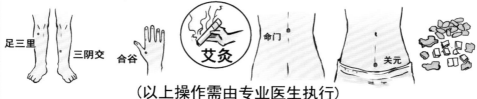

（以上操作需由专业医生执行）

江江，多亏你跟我说了那么多，我回去一定按照你说的去做，关注自己的身体，好好吃饭。

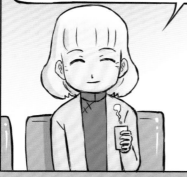

没关系，李大妈，如果您还有什么不明白的尽管来问我。

江江，谢谢你！

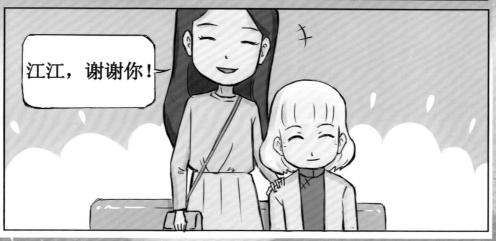

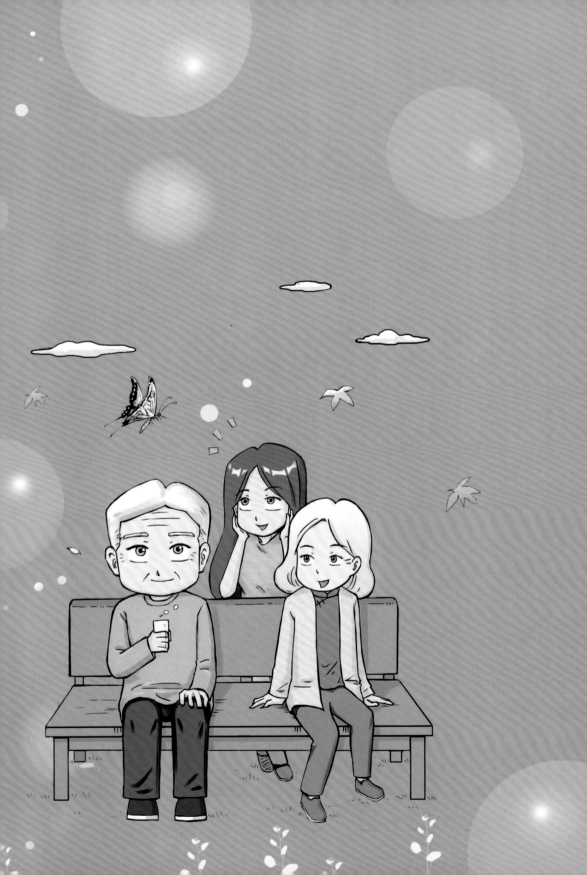

1. 什么是尿失禁?
2. 哪些因素会引起尿失禁?
3. 尿失禁有哪些影响?
4. 尿失禁行为疗法是什么?
5. 家属如何协助患者进行行为治疗?

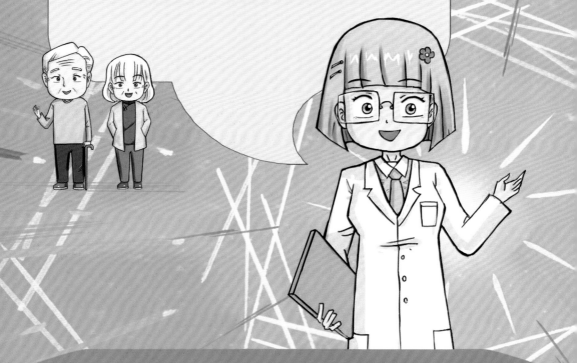

第六章

尿 失 禁

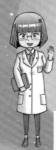

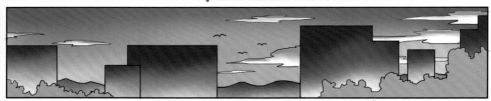

吃完晚饭，丹丹带着李大妈下楼散步……

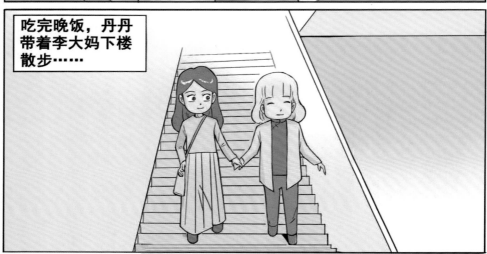

江江，你也在这里！

是呀，这么巧！

遇见准备散步的江江，三人便一起去散步了。

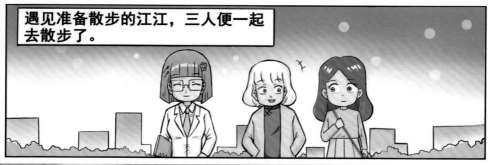

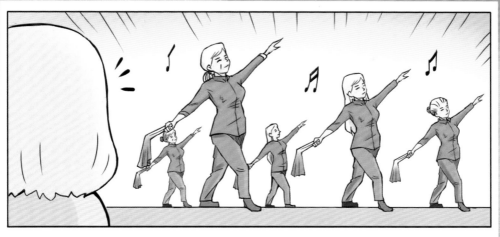

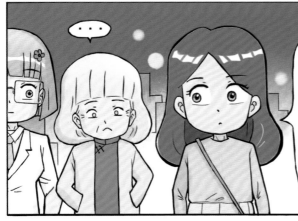

妈妈，我记得您之前刚退休那会儿天天都会来这里跳广场舞，近一段时间您怎么不出来跳了？

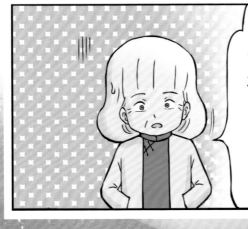

哎，我退休后没多久，就经常会动不动尿裤子，特别是在打喷嚏和跳舞的时候，自己没办法控制，我这尿裤子的毛病已经1年了，也不好意思跟别人说，更不好意思去医院。

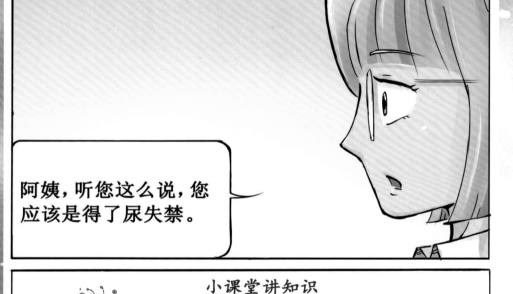

阿姨，听您这么说，您应该是得了尿失禁。

小课堂讲知识

什么是尿失禁？

尿失禁是指由于膀胱括约肌的损伤或神经功能障碍而丧失排尿自控力的能力，使尿液不受主观控制而自尿道口溢出或流出的状态。按症状可分为压力性尿失禁、急迫性尿失禁、充盈性尿失禁、功能性尿失禁、混合性尿失禁。

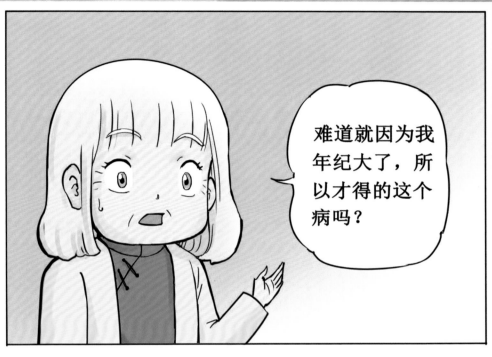

难道就因为我年纪大了，所以才得的这个病吗？

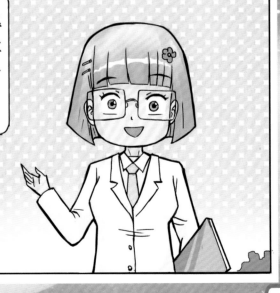

李大妈，您之所以得尿失禁，可能与老年退行性变化如尿道括约肌松弛有关。

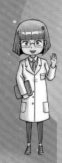

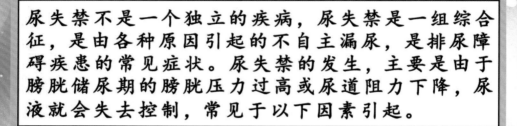

小课堂讲知识

哪些因素会引起尿失禁？

尿失禁不是一个独立的疾病，尿失禁是一组综合征，是由各种原因引起的不自主漏尿，是排尿障碍疾患的常见症状。尿失禁的发生，主要是由于膀胱储尿期的膀胱压力过高或尿道阻力下降，尿液就会失去控制，常见于以下因素引起。

1.中枢神经疾病：中老年人脑血管病患和神经退行性病患随年龄增长而增加，如脑梗死、老年痴呆等会使大脑皮质排尿中枢受到损害，从而丧失对排尿控制的作用。

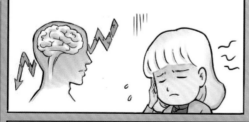

2.尿道机械梗阻：如前列腺增生、膀胱颈炎症会导致尿道狭窄、排尿不畅，使膀胱过度充盈，此时尿液就会被迫外溢。

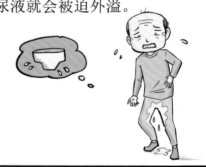

3.女性绝经后引起：当女性雌激素分泌减少，会导致尿道壁与盆底肌肉的张力减退，或膀胱内压力调节、传递发生障碍，产生尿失禁。

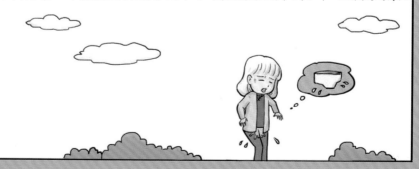

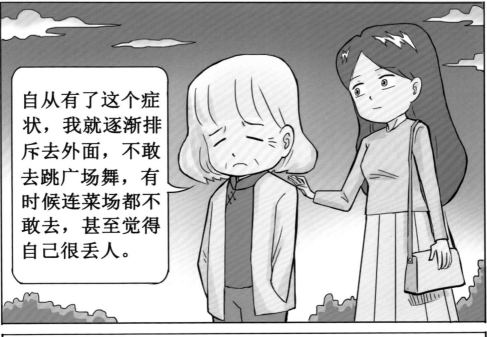

自从有了这个症状，我就逐渐排斥去外面，不敢去跳广场舞，有时候连菜场都不敢去，甚至觉得自己很丢人。

小课堂讲知识

尿失禁有哪些影响？

尿失禁对大多数老年人的生命无直接影响，但是它所造成的身体异味、反复尿路感染及皮肤糜烂等，是导致老年人发生孤僻、抑郁等心理问题的原因之一，而且还会带来沉重的经济负担和精神负担，严重影响老年人的生活质量。

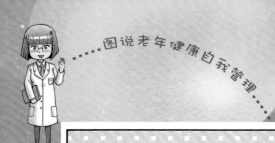

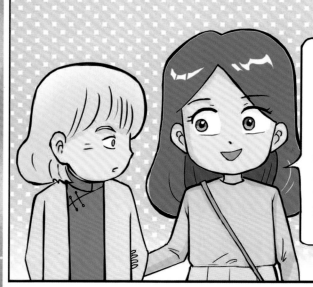

妈妈,您别这么想,年纪大了有点小毛病很正常,这不是什么丢人的事情,我们要保持一个良好的心态去积极地治好它。

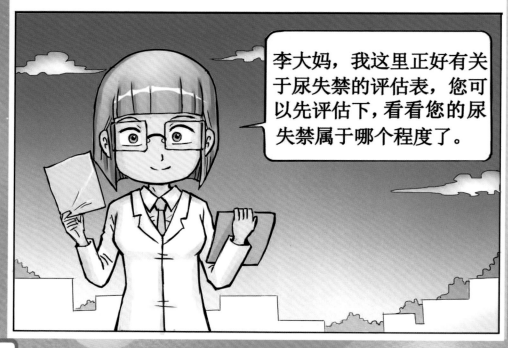

李大妈,我这里正好有关于尿失禁的评估表,您可以先评估下,看看您的尿失禁属于哪个程度了。

国际尿失禁咨询委员会尿失禁问卷简表(ICI-Q-SF)对于诊断不同类型的尿失禁具有重要临床意义。该表主要用于调查尿失禁的发生率和尿失禁对患者的影响程度。

表6-1　国际尿失禁咨询委员会尿失禁问卷简表(ICI-Q-SF)

	评估内容	评分细则	分值	得分
请结合患者近4周来的症状进行评估				
1	您漏尿的次数	从来不漏尿	0	
		1周漏尿<1 次	1	
		1周漏尿 2~3次	2	
		每天大约漏尿1次	3	
		1天漏尿数次	4	
		一直漏尿	5	
2	在通常情况下,您的漏尿量是多少(不管您是否使用了防护用品)	不漏尿	0	
		少量漏尿(常感会阴部是湿的，或用尿垫1块/天)	2	
		中等量漏尿(内裤常被尿湿,或用尿垫2块/天)	4	
		大量漏尿(外裤常被尿湿,或用尿垫≥3块/天,或有时不小心尿液可沿大腿流下)	6	
3	总体上看,漏尿对您日常生活影响程度如何	请在0(表示没有影响)~10(表示有很大影响)之间的某个数字上画圈	0 1 2 3 4 5 6 7 8 9 10	
4	漏尿什么时候发生，请选择与您相符合的情况：①从不漏尿；②在睡着时漏尿；③在活动或体育运动时漏尿；④在无明显理由的情况下漏尿；⑤未到厕所就会有尿液漏出；⑥在咳嗽或打喷嚏时漏尿；⑦在小便完和穿好衣服时漏尿；⑧在所有时间内漏尿。			

说明:ICI-Q-SF 得分:第1~3问题的分数之和。第4个问题可多选，不计入问卷评分。 评分标准:正常:0分;轻度尿失禁:1~7分;中度尿失禁:8~14分;重度尿失禁:15~21分。

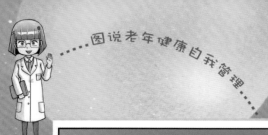

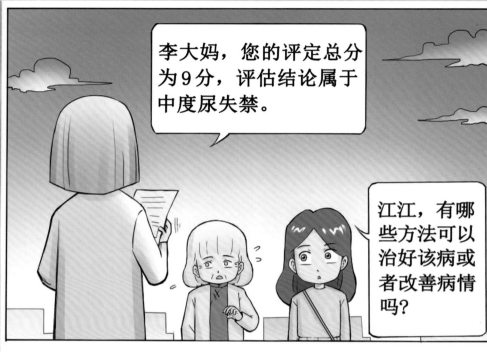

李大妈，您的评定总分为9分，评估结论属于中度尿失禁。

江江，有哪些方法可以治好该病或者改善病情吗？

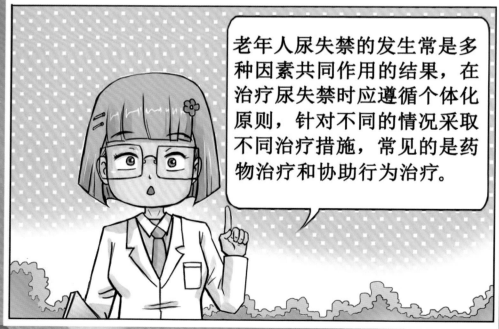

老年人尿失禁的发生常是多种因素共同作用的结果，在治疗尿失禁时应遵循个体化原则，针对不同的情况采取不同治疗措施，常见的是药物治疗和协助行为治疗。

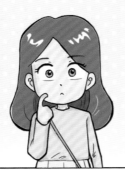

如果只吃药能不能彻底治好？

因为尿失禁的分类较多，有的可以进行药物治疗，有的药物治疗根本无效。

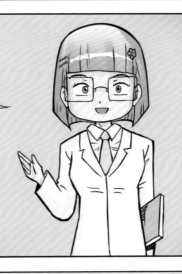

好的，原来是这样，那您说的行为治疗是什么意思呢？

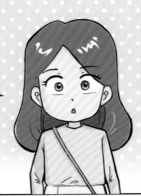

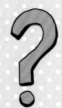

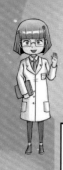

小课堂讲知识

尿失禁行为疗法是什么？

尿失禁行为疗法的目标是通过改变个体的行为和习惯，增强尿液控制能力，提高对尿液感知和尿液排空的认知和控制。具体的治疗方法包括以下几个方面：

1. 排尿训练：通过制订定期的排尿计划，包括固定的排尿时间和间隔，并采用逐渐延长排尿间隔的方式，来训练患者对尿液排空的控制。

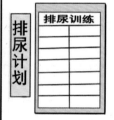

制订计划　　固定时间和间隔

2. 膀胱训练：通过逐渐延长排尿间隔和增加膀胱容量，训练患者的膀胱控制能力，减少尿液的频繁排空和尿失禁的发生。

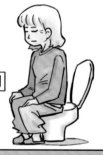

延长排尿间隔
增加膀胱容量
增加感知和控制

3. 盆底肌肉训练：通过锻炼并加强盆底肌肉，以提高盆底肌肉的张力和控制能力，减少尿失禁的发生。

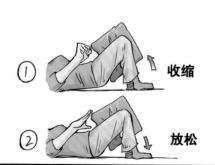

① 收缩
② 放松

4. 生活习惯调整：患者需要调整饮水量、饮食、排便等生活习惯，以减少尿失禁的发生。

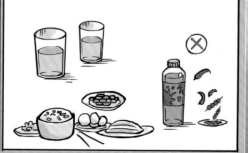

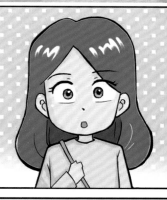

膀胱训练具体怎么做呢？

① 让患者在白天每小时饮水150~200毫升，并记录饮水量及饮入时间。

膀胱训练可增加膀胱容量，以应对急迫性感觉，并延长排尿的间隔时间。具体分三步进行。

② 根据患者平常的排尿间隔，鼓励患者在急迫性尿意感发生之前如厕排尿。

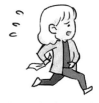

WC

③ 若能自行控制排尿，或2小时没有尿失禁现象，则可将排尿间隔再延长30分钟，直到将排尿时间逐渐延长至3~4小时。

延长30分钟　　延长至3~4小时

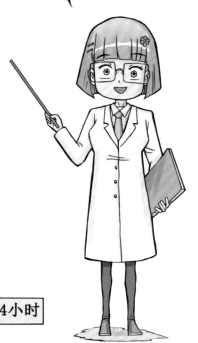

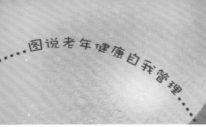

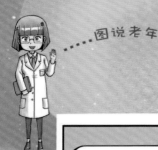

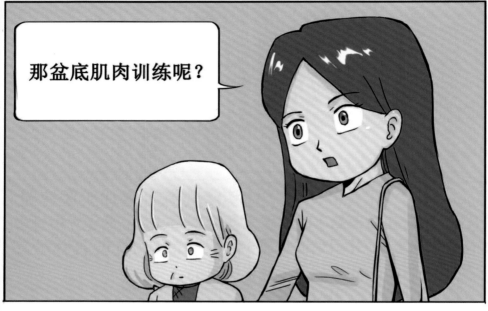

那盆底肌肉训练呢？

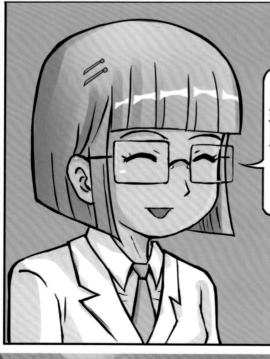

盆底肌肉训练也称凯格尔运动，可分别在不同卧位时进行训练。

1. 站立：双脚分开与肩同宽，尽量收缩骨盆底肌肉并保持10秒，然后放松10秒，重复收缩与放松15次。

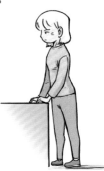

2. 坐位：双脚平放于地，双膝微微分开，与肩同宽，双手放于大腿上，身体微微前倾，尽量收缩骨盆底肌肉并保持10秒，然后放松10秒，重复收缩与放松15次。

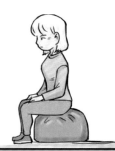

3. 仰卧位：双膝微屈约45°，尽量收缩骨盆底肌肉并保持10秒，然后放松10秒，重复收缩与放松15次。

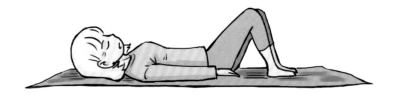

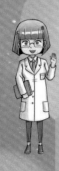

小课堂讲知识

家属如何协助患者进行行为治疗?

1. 了解尿失禁：家属应该了解尿失禁的原因、症状和治疗方法，以便更好地支持和理解患者。

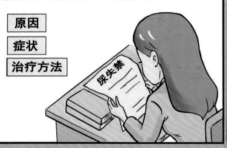

原因
症状
治疗方法

2. 提供支持和鼓励：家属应给予患者情感上的支持和鼓励，帮助患者树立信心和保持积极的态度以坚持治疗。

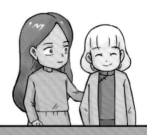

3. 协助制订排尿计划：家属可以帮患者制订排尿计划，提醒患者按时排尿，并要确保计划的执行。

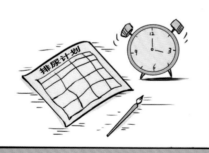

4. 提供隐私和舒适环境：家属应为患者提供隐私和舒适的排尿环境,避免患者感到尴尬或不舒服。

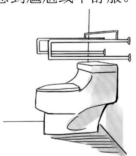

5. 鼓励锻炼和盆底肌肉训练：家属可以鼓励患者进行盆底肌肉训练以及其他相关锻炼，以此帮助患者提升肌肉控制力和尿液控制能力。

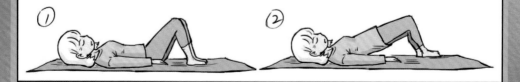

6.协助调整生活习惯：家属可以帮助患者调整饮水量、饮食习惯和排便习惯，确保他们遵循医生或专业医疗人员的建议。

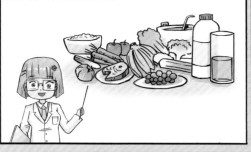

7.提供情绪支持：家属应关注患者的情绪变化，提供情感上的支持和安慰，帮助患者应对可能的焦虑和压力。

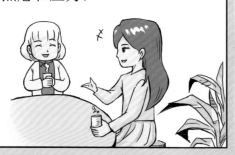

8.参与治疗过程：家属可以参与尿失禁行为疗法的治疗过程，如陪同患者就诊、记录尿液排空情况等，以便更好地了解和支持患者的治疗进展。

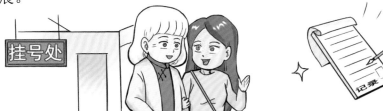

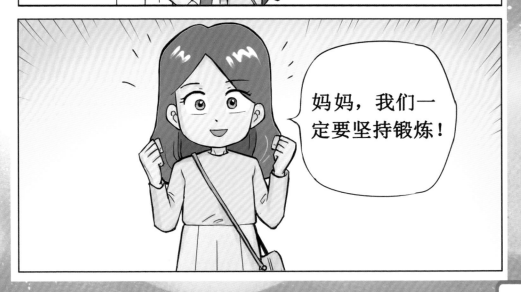

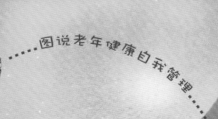

嗯，我明白了。

江江，那么像我现在还未开始训练，有什么办法能够不让别人发现我的"难言之隐"呢？

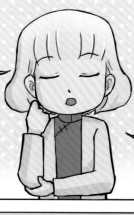

有的，我们可以选用一些护理用具，如护垫、纸尿裤，这是最为方便且安全的方法。我们只需要注意在每次更换时，用温水清洗会阴和臀部，以防止尿湿疹及压疮的出现。

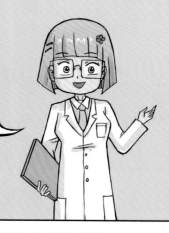

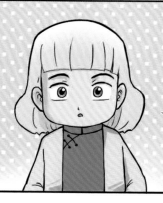

我还有一点担心的是，万一药物治疗和行为干预都没有用，那该怎么办？

李大妈，盆底肌肉训练和膀胱训练一定要持之以恒，至少要坚持3个月以上，如果您采用了正确的方法且坚持进行了一段时间的训练，但漏尿的现象并未改善，我们还可以去医院寻求手术治疗。

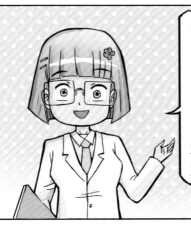

啊？还要手术？

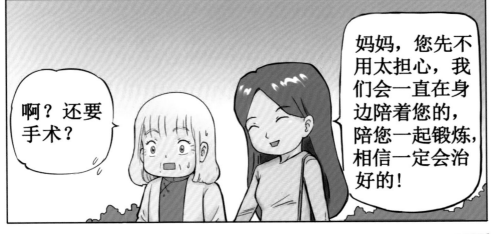

妈妈，您先不用太担心，我们会一直在身边陪着您的，陪您一起锻炼，相信一定会治好的！

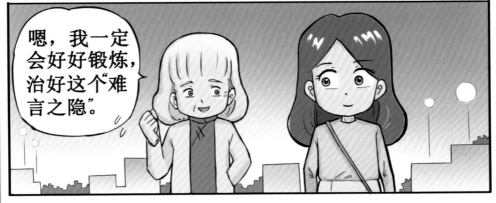

嗯，我一定会好好锻炼，治好这个"难言之隐"。

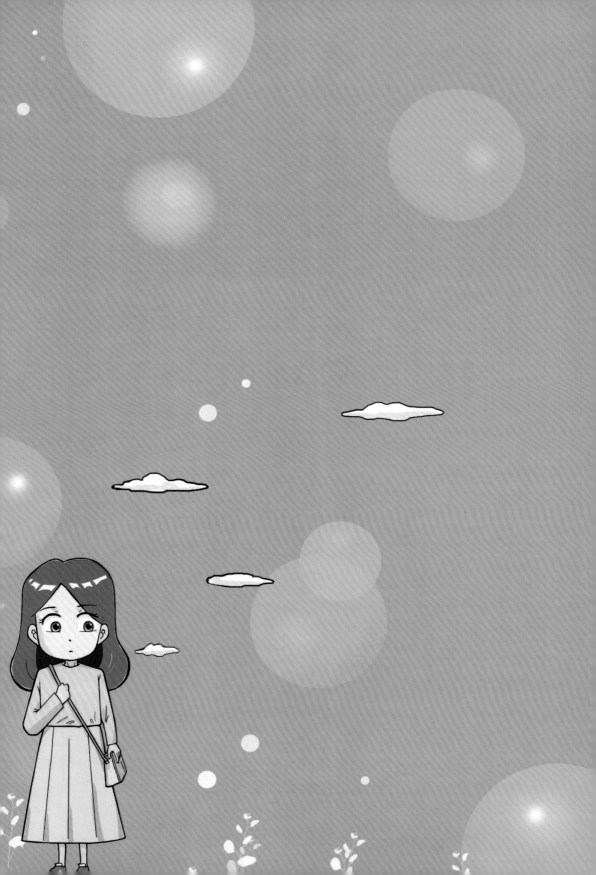

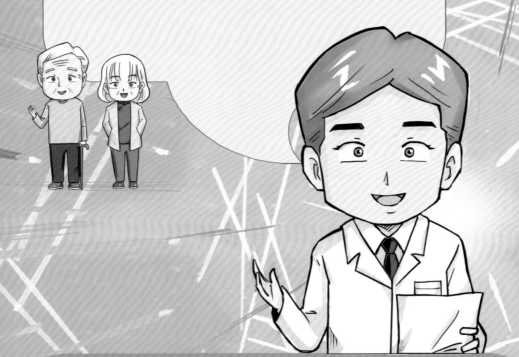

1. 什么是腹泻?
2. 发生腹泻的原因有哪些?
3. 腹泻有哪些症状和体征?
4. 老年腹泻如何治疗?
5. 如何预防老年腹泻?

第七章

腹　泻

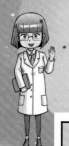

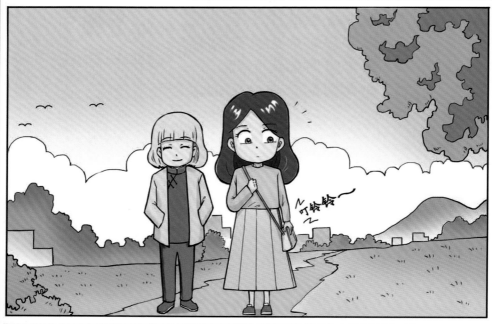

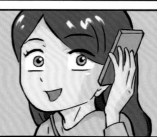

喂，爸爸，怎么啦？

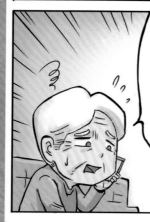

丹丹，我早上喝了一瓶刚从冰箱里拿出来的牛奶。刚才一阵肚子疼，就在你们出去散步这一会儿，已经上过3次厕所了。现在觉得有点头晕，一点力气也没有。

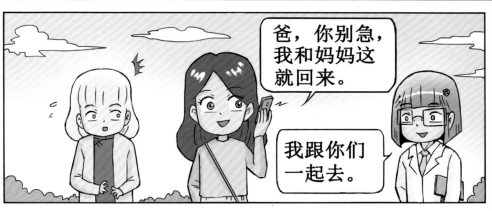

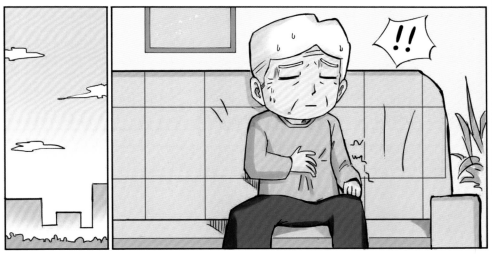

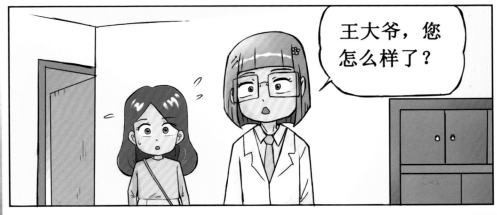

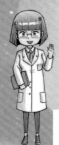

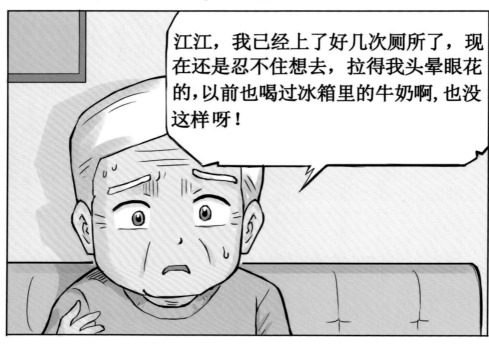

江江，我已经上了好几次厕所了，现在还是忍不住想去，拉得我头晕眼花的，以前也喝过冰箱里的牛奶啊，也没这样呀！

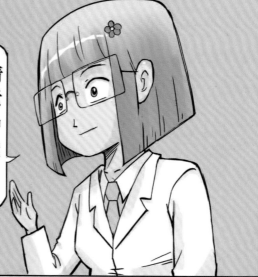

王大爷，您这拉肚子的情况我们通常称为腹泻，老年人腹泻往往是由于多种因素的刺激导致胃肠功能紊乱而引发的。

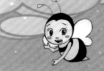

什么是腹泻？

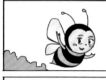

腹泻（俗称"拉肚子"，中医称之为泄泻），是指排便次数增多，每日超过3次，粪质稀薄，或带有黏液、脓血或未消化的食物。腹泻是一种消化道疾病症状。腹泻常伴有排便急迫感、肛门不适、失禁等症状。腹泻分急性腹泻和慢性腹泻 2 类。

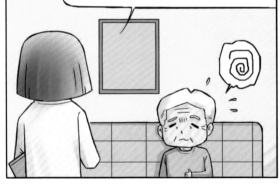

王大爷，您拉个不停，又头晕眼花的，我们去医院看看吧？

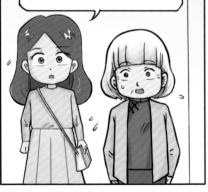

好的，江江，我们这就去！

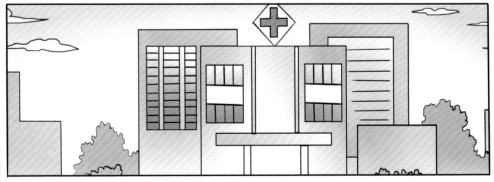

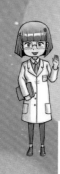

王大爷，目前检查下来您有些低热，经过血常规检查，白细胞有些偏高。

确认是细菌感染了，而且血钾也偏低了一些，这也是与您腹泻有关。

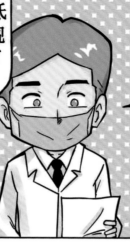

唉，我之前喝冰牛奶也没事，这次怎么就拉肚子啦？

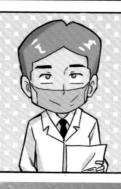

王大爷，老年人由于年龄增长，胃肠道功能逐渐衰退，所以就容易出现腹泻的情况。

发生腹泻的原因有哪些?

腹泻的原因有很多，包含疾病因素和非疾病因素，主要有以下几点。

1. 肠道炎症：当肠道有炎症时会引起腹痛、腹泻，使肠黏膜受损，肠道失去保护。脆弱的肠道受到辛辣、生冷刺激则会再次引发腹泻。

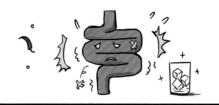

2. 消化不良：饮食不规律、进食过多、吃不易消化的食物会导致食物在胃内滞留，引起腹泻、恶心、呕吐等。

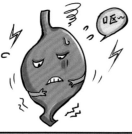

3. 腹部着凉：夏天天气炎热，若是长时间待在空调房里，或者晚上睡觉时不加以注意而让肚子受凉，这会导致胃肠蠕动加快，进而引起腹泻。

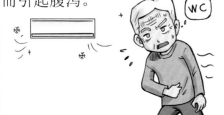

4. 食物中毒：误食变质食物，接触污染水源和不干净的餐具。特别是夏季，食物变质的速度会比其他季节更快。

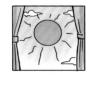

5. 情绪紧张：消化系统发育不成熟，以及某些胃肠道疾患、内分泌疾病等都有可能导致腹泻。

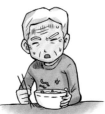

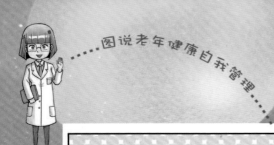

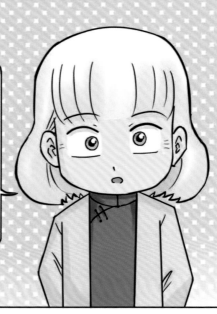

医生，我老伴他肚子很疼，这也是腹泻引起的吗？

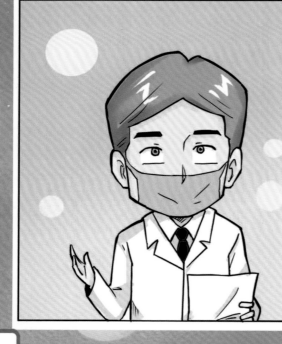

当然，腹泻也有很多症状和体征，这都是正常的，所以也无须过于担心。

小课堂讲知识

腹泻有哪些症状和体征？

腹泻是指大便次数增多、粪便稀薄或呈半流质状态的症状。腹泻的症状和体征主要包括以下几点：

1. 大便次数增多：每天排便次数明显增多，甚至超过3次。

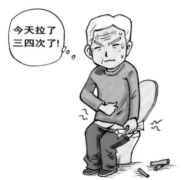

今天拉了三四次了！

2. 粪便稀薄或呈半流质状态：粪便变得稀薄，没有正常的形状和固体结构。

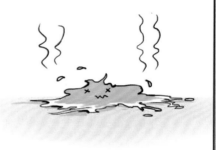

3. 腹痛或腹部不适：可能出现腹痛、腹胀、腹部不适或绞痛感。

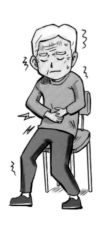

4. 恶心和呕吐：有些患者可能伴有恶心和呕吐的症状。

WC

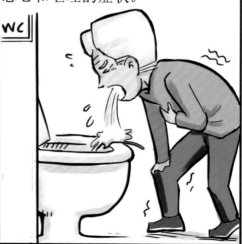

107

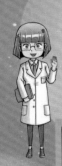

5.腹部胀气：腹部感觉胀气或有明显的胀气声音。

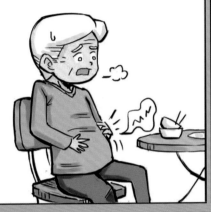

6.腹泻前驱症状：有些患者在腹泻发生前可能会出现腹胀、腹痛、恶心等前驱症状。

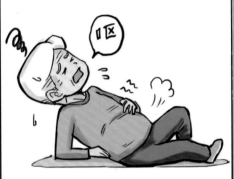

7.脱水症状：腹泻导致水分和电解质的丢失，可能出现口渴、尿量减少、皮肤干燥、乏力、头晕等脱水症状。

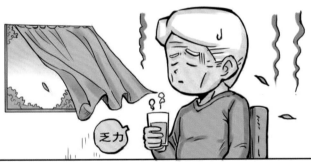

哎呀，医生，你刚才不是说我还有什么钾低吗？我这都已经紊乱了呀！

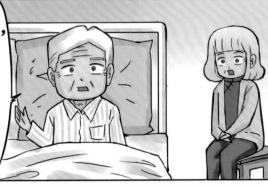

是啊！这已经严重腹泻了吗？

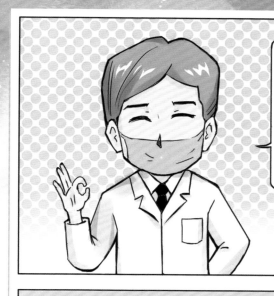

您二位先别急，王大爷的指标只是略低一些，不会有什么严重后果的。

我们也是太着急了。

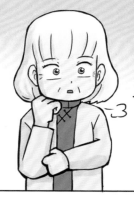

我们年龄大了，生怕自己得病后会留下后遗症。

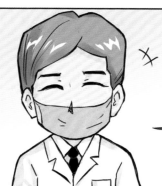

不会的，只要治疗及时，很快就会好的。

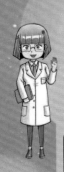

小课堂讲知识

老年腹泻如何治疗？

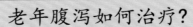

轻度的腹泻一般无须就医，在家多休息即可自行痊愈，注意腹部保暖，多饮水，症状多数不会超过48小时，一般也无须药物治疗。

1.一般治疗：腹泻期间应保持清淡饮食，避免寒凉、辛辣刺激、油腻性的食物，以免导致腹泻加重。若腹泻一直不痊愈甚至加重或者出现其他症状就应该及时就医。

2.药物治疗：老年人腹泻严重时可酌情给予止泻药。如果有细菌感染，可使用抗菌药物，但要根据病情在医生的指导下选择合适的药物，避免私自滥用药物。

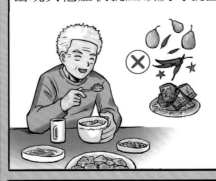

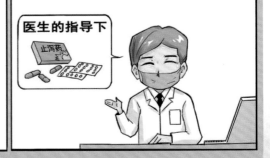

医生的指导下

3.病因治疗：老年人腹泻也要进行对症治疗，如因乳糖不耐受导致的腹泻要剔除食物中的乳糖，因过敏导致的腹泻应避免接触过敏原等。平时要多饮水，以免出现脱水症状。并注意休息，保持充足的睡眠。

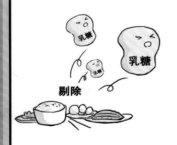

乳糖

乳糖

剔除

多饮水

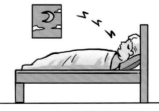

充足的睡眠

4. 中医治疗：隔姜灸、艾灸足三里、天枢、中脘、神阙、脾俞、关元俞等穴，每日或隔日1次，每次10~15分钟。也可按摩天枢穴、足三里，梳理大肠、理气消滞，调理大肠，对止泻有一定的效果。

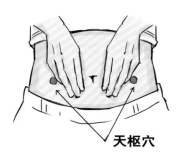

天枢穴

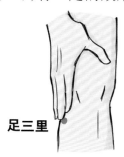

足三里

（以上操作需由专业医生执行）

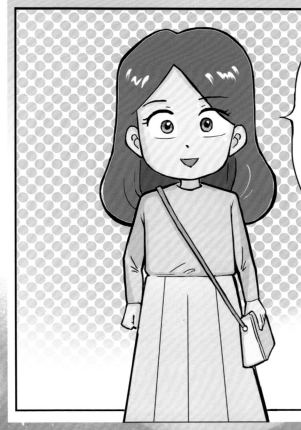

太感谢了，医生，除了吃药，我们该怎么预防腹泻？麻烦再和我们说说。

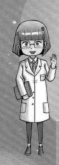

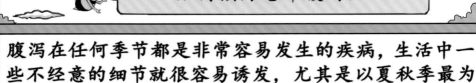

小课堂讲知识

如何预防老年腹泻？

腹泻在任何季节都是非常容易发生的疾病，生活中一些不经意的细节就很容易诱发，尤其是以夏秋季最为高发。以下几点对于如何预防腹泻是非常重要的。

1. 注意个人饮食、做好居住场所的卫生，尤其做好手卫生，避免病从口入。

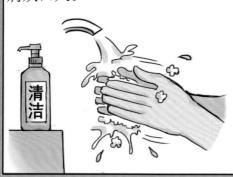

清洁

2. 饮食量以七至八成饱为宜，避免饮酒及暴饮暴食。

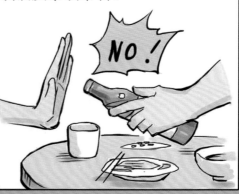

NO！

3. 饮食以清淡、易消化、易吸收、富含营养的食物为宜，尽量减少脂肪的摄入。宜食温热软烂的食物，如藕粉、莲子、山药、瘦肉、鸡蛋等。

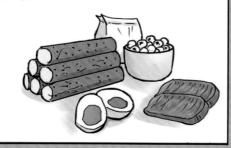

4. 避免进食过凉的食物，避免食用冰箱里存放时间过长的食物，尽量不吃隔夜菜、凉拌菜，剩饭剩菜再次食用前应热透。

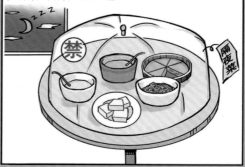

禁

隔夜菜

5. 不要随意使用抗生素类药物。

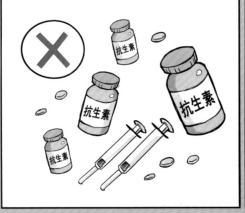

6. 适当锻炼，以增强体质，提高机体免疫力，尤其是增强对胃肠道疾病的抵抗力。

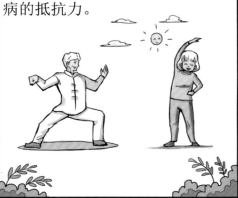

7. 注意休息，避免受凉、劳累，预防感冒和中暑。

防感冒

防中暑

注意休息

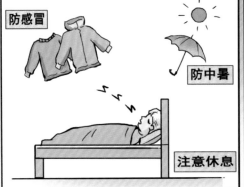

8. 对于有基础疾病的患者，需要进行规范治疗、定期服药，避免非胃肠疾病引起的腹泻，如肝胆疾病、糖尿病等。

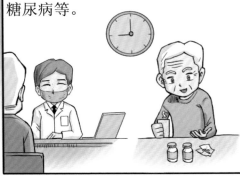

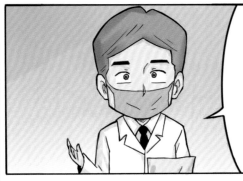

王大爷，这次您是因为喝了冰牛奶而出现了腹泻，不过要是以后还经常出现腹泻的情况，那就要警惕是不是疾病引起的，这就需要来医院做胃肠镜检查以确诊病因哦！

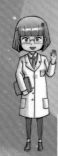

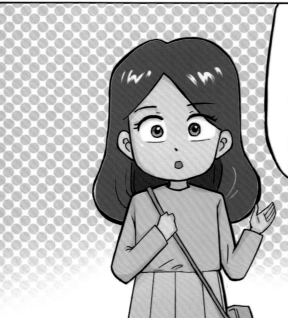

爸妈，我这就去配药，还有啊，你们一定要听医生的话，平时可不要因为太过节约吃过期或变质食物而引发大病，那可就真的得不偿失了。

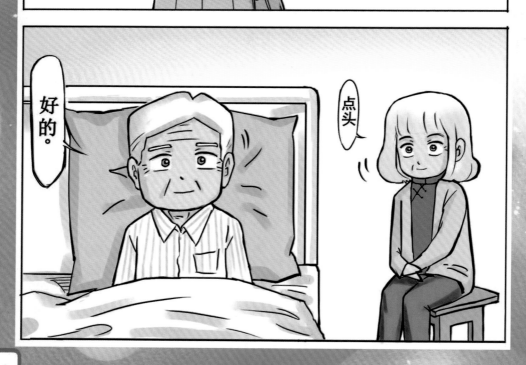

好的。

点头

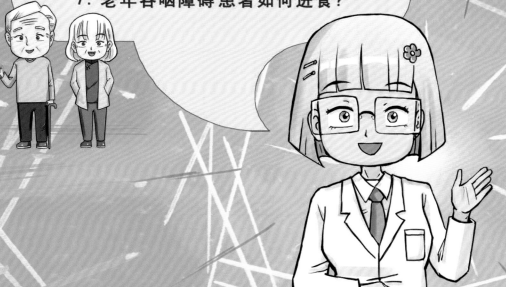

1. 什么是吞咽障碍？
2. 引起吞咽障碍的原因有哪些？
3. 常见的吞咽功能评估方式有哪些？
4. 行为干预是指什么？
5. 常见的吞咽功能锻炼方法有哪些？
6. 老年吞咽障碍患者在进食前后有哪些注意事项？
7. 老年吞咽障碍患者如何进食？

第八章

老年吞咽障碍

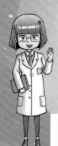

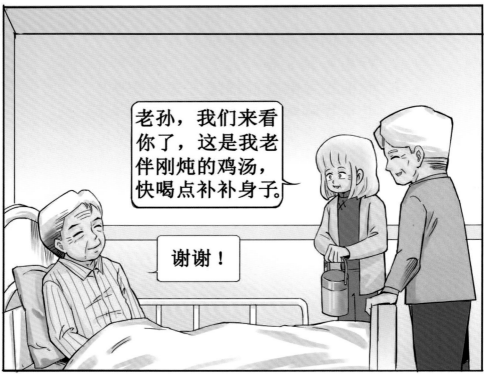

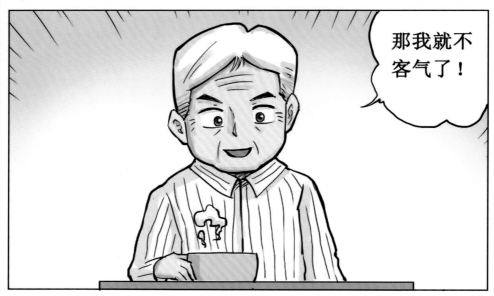

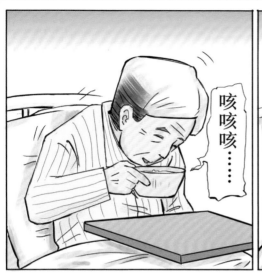

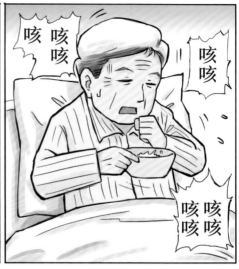

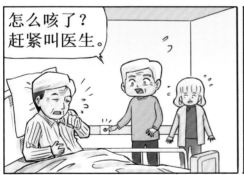

怎么咳了？
赶紧叫医生。

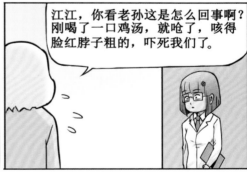

江江，你看老孙这是怎么回事啊？
刚喝了一口鸡汤，就呛了，咳得
脸红脖子粗的，吓死我们了。

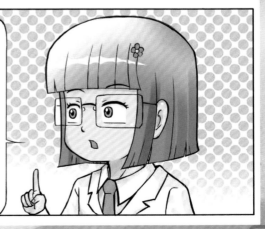

吃东西发生呛咳在老年人
中很常见，特别是孙大爷
没有完全康复。其实，它
也是一种常见的临床表现，
叫作吞咽障碍。

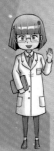

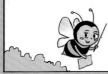

小课堂讲知识

什么是吞咽障碍?

吞咽障碍是指食物由口到胃的过程中受阻而产生的梗阻感,通常是由多种原因所致口咽部及食管结构与功能异常而造成的,不包括认知及精神心理因素所致行为异常引起的摄食吞咽障碍。

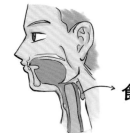

食物

正常吞咽

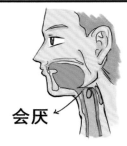

会厌

吞咽困难

当食物从咽喉进入食管时,会厌软骨关闭气管,食物进入食管。当会厌组织来不及关闭时,食物进入气道,引起呛咳。

为什么会发生吞咽障碍呢?
是不是因为他刚才喝得太快了?

引起吞咽障碍的原因有哪些？

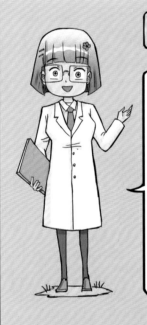

老年人吞咽障碍与多种因素相关，多数与神经系统老化及疾病相关。神经系统疾病包括脑卒中、帕金森病和老年性痴呆等；也有一部分有梗阻性病变，包括口腔、咽、喉、食管肿瘤等；还有一部分治疗性用药、侵入性治疗（如气管切开、头颈部手术等）也可能导致老年人吞咽障碍。

为什么会出现吞咽困难?

脑血管病

颅内肿瘤

认知功能障碍

放射性治疗

帕金森病

胃酸倒流

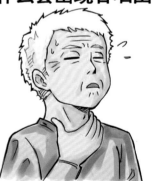

年龄和衰弱

老年人是高危人群
每5位老年人之中就有1位存在吞咽困难的情况

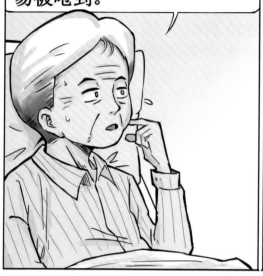

原来是这样啊！怪不得总觉得好像有东西卡在喉咙里咽不下去，喝水喝汤还老是容易被呛到。

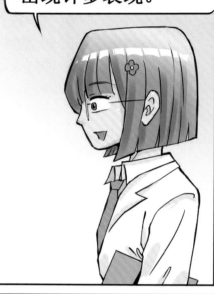

除了咽不下，喝水呛，老年吞咽障碍还可能出现许多表现。

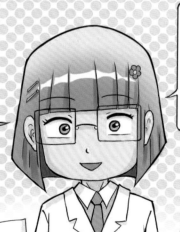

吞咽障碍的老年患者可表现出咀嚼困难、呛咳或窒息感、吞咽速度减慢、误吸、食物向鼻腔反流、减食或拒绝进食等。

我们也可以用吞咽能力评估量表为您进行吞咽评估。

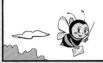

小课堂讲知识

常见的吞咽功能评估方式有哪些?

吞咽障碍的筛查方法有症状筛查、量表筛查、洼田饮水试验、反复唾液吞咽实验及容积-黏度测试。洼田饮水试验是目前临床上常用的吞咽能力评估方法。

表8-1 洼田饮水试验

患者端坐，喝下30毫升温开水，观察所需时间和呛咳情况

分级	要点与说明
1级	能顺利第1次将水咽下
2级	分2次以上，能不呛咳地咽下
3级	能1次咽下，但有呛咳
4级	分2次以上咽下，但有呛咳
5级	频繁呛咳，不能全部咽下
结果判定标准	正常：在5秒内喝完，分级在1级
	可疑：饮水喝完时间超过5秒，分级在1~2级
	异常：分级在3~5级；用茶匙饮用，每次喝一茶匙，连续2次均有呛咳属异常

▲注意事项：做饮水试验时，不要告诉被检查者，以免情绪紧张，影响试验分级；给被检查者喂水时剂量要准确，并根据被检查者平时呛咳情况决定喝水的方法，以免给患者造成不适感。

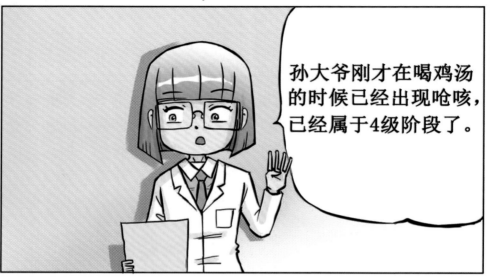

孙大爷刚才在喝鸡汤的时候已经出现呛咳，已经属于4级阶段了。

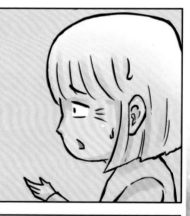

那怎么办？有什么好的治疗方法吗？我要去跟他们家里人说一声。

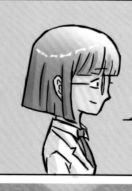

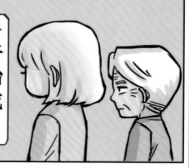

李大妈，孙大爷目前通过行为干预，加上药物治疗是可以治愈或者缓解的。

小课堂讲知识

行为干预是指什么？

行为干预是指导患者进行诸如食物改变、保持端坐姿势、进行吞咽训练、开展咀嚼和口腔肌肉训练、调整头部和身体的姿势，以及实施语言和言语治疗等方面的指导。以上方法一般需要在医生、语言治疗师或康复治疗师的指导下进行，并且需要患者的积极配合和坚持。针对不同的吞咽障碍原因和程度，可能需要制定个体化的治疗方案和采取综合的康复措施。

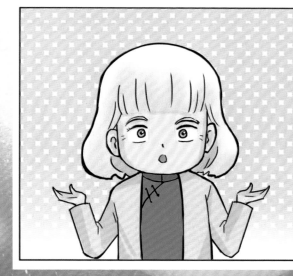

平时有什么好的锻炼方法吗？

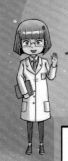
小课堂讲知识

常用的吞咽功能锻炼方法有哪些?

常用的功能锻炼方法有面部肌肉训练、发音训练、冷刺激训练、舌肌训练等。

1.面部肌肉训练：如微笑、皱眉、鼓腮、吹气球等，也可进行双侧面部的按摩等。

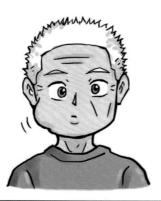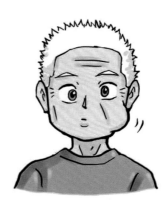

2.发音训练：指导老人发"啊""衣""乌"等音，或重复讲"爸""打""啦"等。

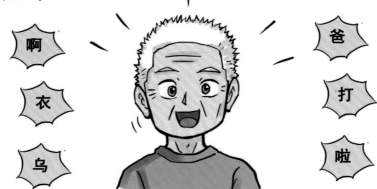

3. 舌肌训练：指导老人用舌舔上下唇、左右嘴角，卷舌，口腔内环形运动等，每天1~2次，每次重复5~10组；若老人不能主动完成，可改为用纱布包住舌头，向前后、左右、上下各个方向进行牵拉运动。

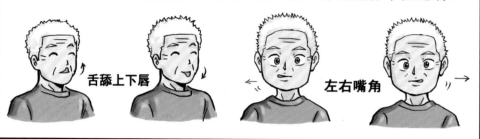

舌舔上下唇　　左右嘴角

4. 冷刺激训练：张口后用压舌板压舌，用冰棉签放在软腭，嘱咐老人做空吞咽动作，冷刺激能强化吞咽反射。

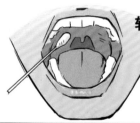

软腭

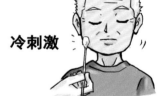

冷刺激

知道了，江护士，我一定会坚持锻炼的！我出院后有什么要注意的吗？

孙大爷，等您出院的时候我们会给您和您的家里人做宣教的。

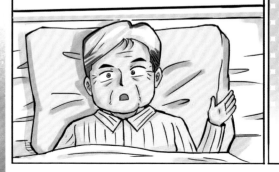

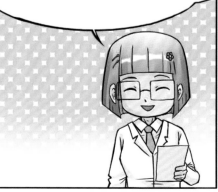

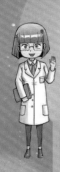

小课堂讲知识

老年吞咽障碍的患者在进食前后有哪些注意事项？

（一）进食前注意事项

1.在进食前清洁口腔并告知老人准备进食，让老人对进食有心理准备。

2.提供一个安静、舒适、光线明亮的就餐环境。

静

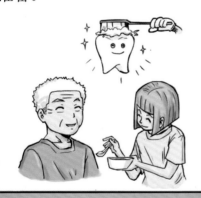

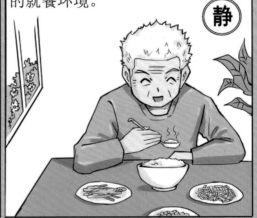

3.根据老人吞咽障碍恢复的情况，对液体稠度、食物质地等予以调整。先选取蛋羹、豆腐等不易松散的食物，接着选择稠粥、肉糜等不需要反复咀嚼的糊状食物，随后可选择馄饨、蒸糕等需要反复咀嚼的软食，最后逐步过渡到碎状食物或正常饮食。

4.针对单纯饮水呛咳的老人，可以使用增稠剂改变饮品的性状，达到减少呛咳、安全进食的目的。

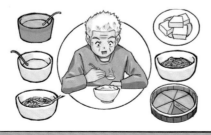

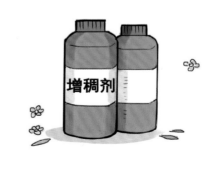

增稠剂

（二）进食后注意事项

1. 每次进食后要进行口腔清洁。

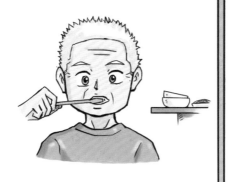

2. 观察老人每次进食前后呼吸和疲劳程度的变化，记录进食表现及进食量，有异常情况要及时查找原因，必要时积极就医。

3. 进食后30分钟内保持舒适的坐位姿势，不宜翻身、拍背、吸痰等操作。

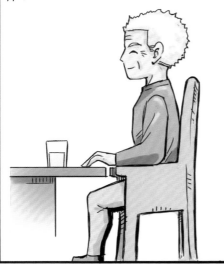

4. 心理支持：要耐心倾听老人的诉说，鼓励其充分表达，给予支持和理解。

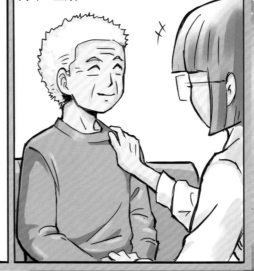

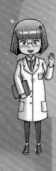

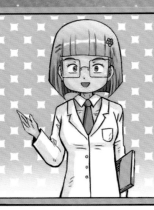

吞咽障碍的患者，一定要牢记：进食时能坐起来就不要躺着，能在餐桌边就不要在床上进餐。

小课堂讲知识

老年吞咽障碍患者如何进食？

（一）体位指导

1. 端坐位：自行进餐者，进食时宜保持坐位，双脚平稳接触地面，膝关节屈曲90°，躯干挺直，头稍前屈位。

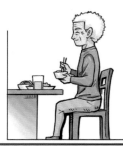

2. 床上坐位：抬高床头30°~60°，头部略微前屈，偏瘫侧肩部用枕头垫起。

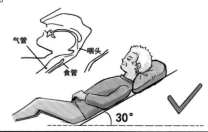

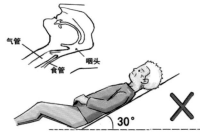

（二）餐具选择

选择圆润、无尖角、光滑的安全舒适型餐具，避免使用刀叉等不安全餐具，饮水禁用吸管。勺子柄应长且粗，容量为5～10毫升；碗边缘应倾斜，加防滑垫；杯子杯口不要接触到鼻部。

宜选用的餐具

平、长柄勺

平、浅宽口碗

缺口杯

（三）进餐过程

1.自行进餐：保持注意力集中，细嚼慢咽，前一口完全吞咽后再吃下一口，小口吞咽。

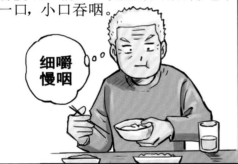

细嚼慢咽

2.协助进餐：针对偏瘫患者，照护者应位于患者健侧喂食，食物不易从口中漏出，利于食物向舌部运送，减少反流和误咽。

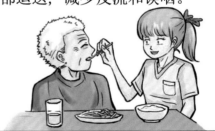

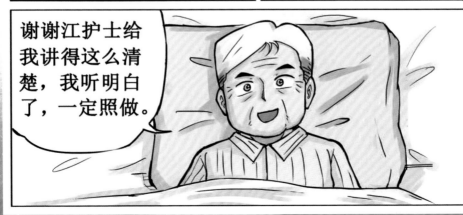

谢谢江护士给我讲得这么清楚，我听明白了，一定照做。

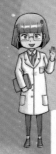

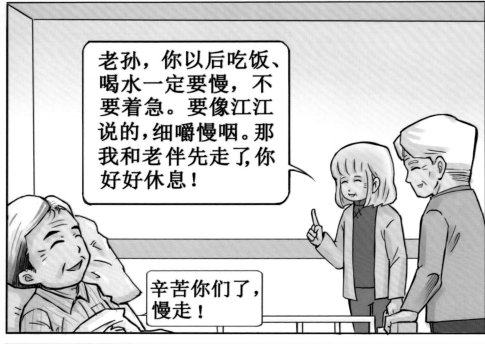

老孙，你以后吃饭、喝水一定要慢，不要着急。要像江江说的，细嚼慢咽。那我和老伴先走了，你好好休息！

辛苦你们了，慢走！

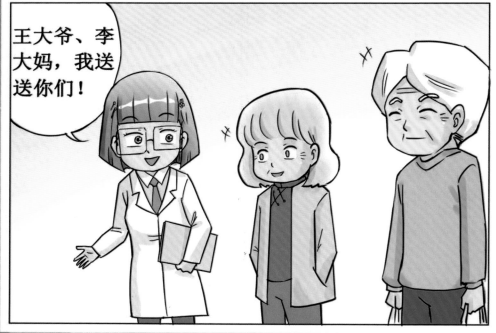

王大爷、李大妈，我送送你们！

1. 什么是肌少症?
2. 确诊肌少症的评估方法有哪些?
3. 哪些因素会引起肌少症?
4. 肌少症的表现有哪些?
5. 如何预防肌少症?

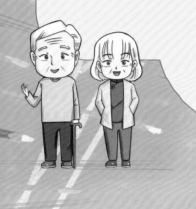

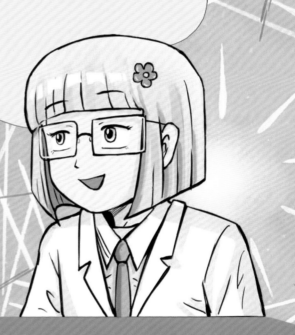

第九章

肌少症

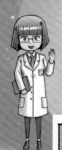

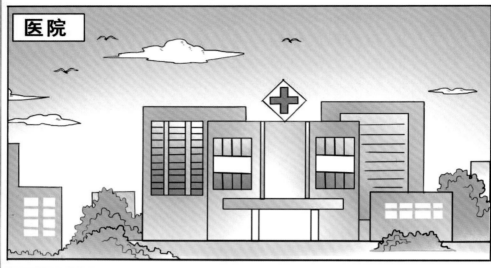

医院

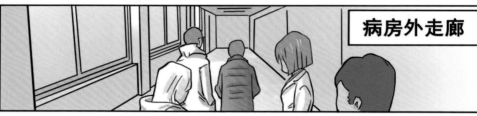

病房外走廊

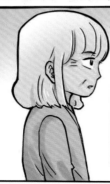

江江，老孙这吞咽困难是不是老年人都会得啊？我那天在电视里看到老年健康节目里提到老年肌少症，会不会老孙是因为这个肌少症才导致吞咽困难的啊？

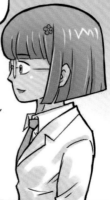

李大妈，孙大爷的吞咽困难是由于他脑部病变引起的。至于您说的老年肌少症，下面我来跟您详细讲讲。

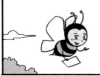

小课堂讲知识

什么是肌少症？

肌少症又称老年肌肉衰减综合征，是一种与增龄相关渐进性、广泛性的肌量减少，肌肉强度下降，功能减退，进而导致活动受限、跌倒，甚至死亡的一种疾病。

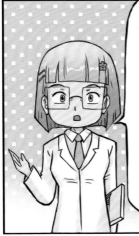

全身肌肉的衰减不仅降低机体免疫功能，增加感染的风险，还会增加发生骨质疏松症、跌倒、骨折、残疾及过早死亡的风险。

这个病这么吓人啊，那我怎么知道自己有没有患上肌少症啊？

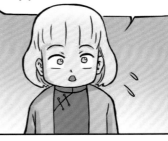

李大妈，早期筛查肌少症是有方法的，我这有一个简易的评估量表。

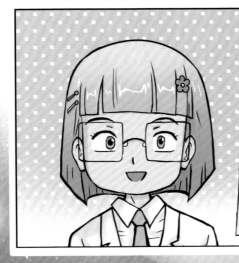

133

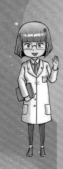

小课堂讲知识

确诊肌少症的评估方法有哪些?

常见的肌少症诊断方法包括肌酶水平检测、遗传学检测、肌肉生物检查及肌少症评估表进行自我筛查。临床上用的最多的是简易五项评分问卷(SARC-F),方法简单、方便,对患者不会造成经济负担及创伤。

表9-1 简易五项评分问卷 (SARC-F)

项目	询问方式	0分	1分	2分	得分
力量	搬运10磅重物是否有困难	无困难	偶尔有	经常或者未完成	
行走	步行走过房间是否困难	无困难	偶尔有	经常或者未完成	
起身	从床上或椅子上起身是否困难	无困难	偶尔有	经常或者未完成	
爬楼梯	爬10层楼梯是否困难	无困难	偶尔有	经常或者未完成	
跌倒	过去1年跌倒次数	从没	1~3次	≥4次	

注 1.10磅≈4.5千克;2.>4分考虑有肌少症的风险。

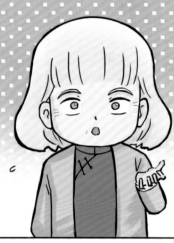

那为什么会患肌少症呢？

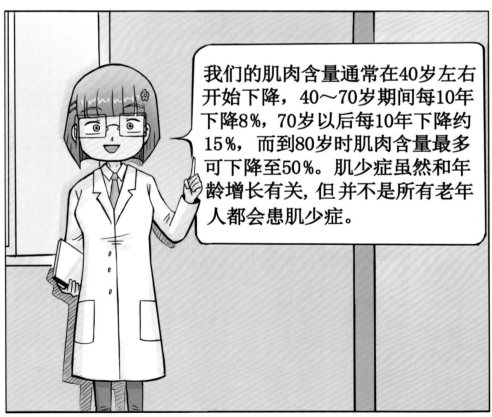

我们的肌肉含量通常在40岁左右开始下降，40～70岁期间每10年下降8%，70岁以后每10年下降约15%，而到80岁时肌肉含量最多可下降至50%。肌少症虽然和年龄增长有关，但并不是所有老年人都会患肌少症。

135

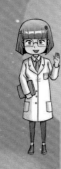

小课堂讲知识

哪些因素会引起肌少症?

引起肌少症的因素有很多,最主要与家族遗传、年龄增长、营养缺乏、运动量少、疾病影响及药物等因素有关。

1. 遗传: 由基因突变引起的遗传疾病。

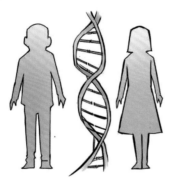

2. 年龄: 随着年龄的增长,肌肉的质量和数量会自然下降。

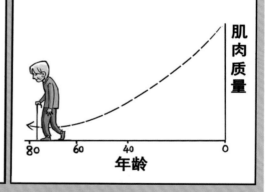

3. 不规律的饮食: 缺乏蛋白质和其他必要营养素的饮食会导致肌肉量减少。

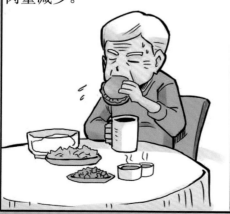

4. 缺乏运动: 导致肌肉萎缩。

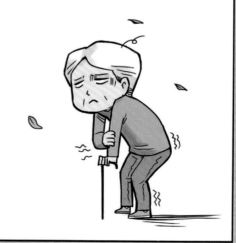

5.慢性疾病：如癌症、糖尿病等，以及慢性感染和炎症可能会导致肌少症。

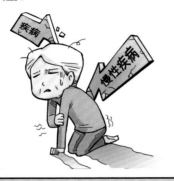

6.药物因素：某些药物会影响肌肉的生长和修复。

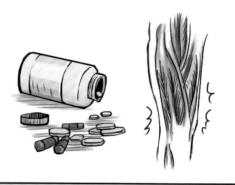

那得了肌少症会有哪些表现啊？

小课堂讲知识
肌少症的表现有哪些？

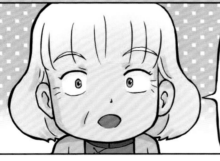

老年肌少症早期临床表现：乏力虚弱，体重减轻，活动下降，握力下降。

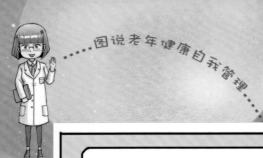
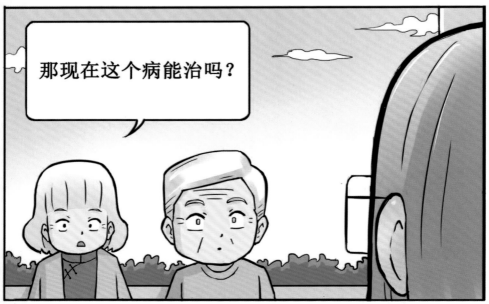

那现在这个病能治吗？

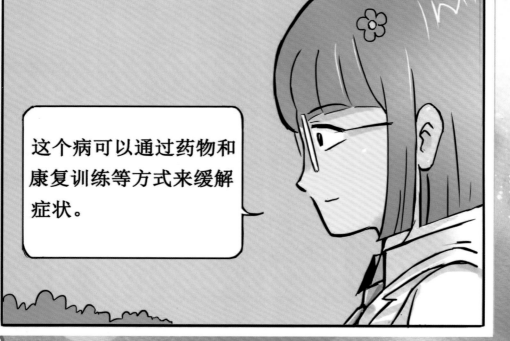

这个病可以通过药物和康复训练等方式来缓解症状。

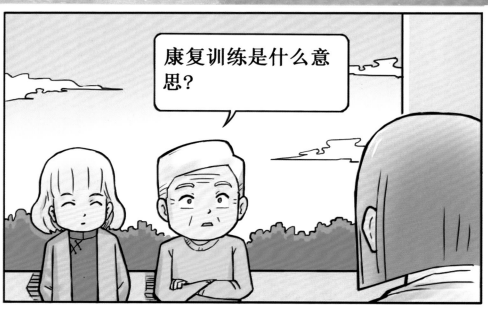

康复训练是什么意思？

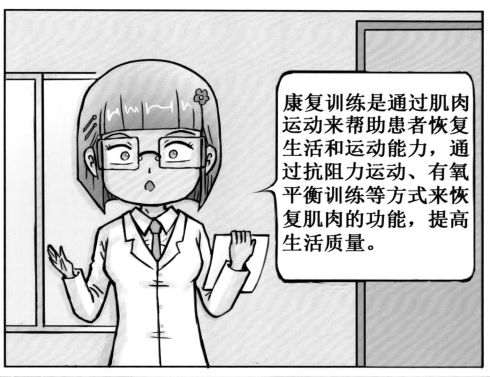

康复训练是通过肌肉运动来帮助患者恢复生活和运动能力，通过抗阻力运动、有氧平衡训练等方式来恢复肌肉的功能，提高生活质量。

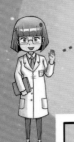

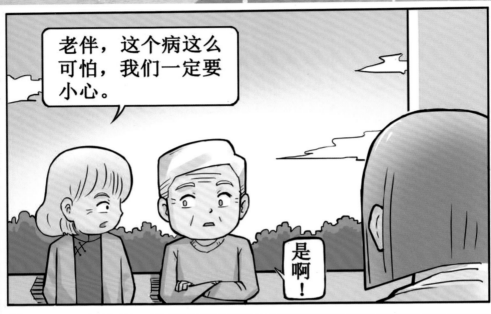

老伴，这个病这么可怕，我们一定要小心。

是啊！

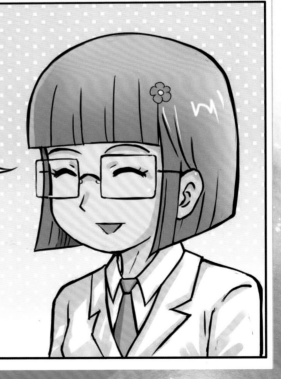

李大妈，也不要过于担心，这个病是可以预防的。

小课堂讲知识

如何预防肌少症？

肌少症的防范需要做到早发现、早识别、早治疗，日常生活中要养成良好的运动习惯，合理饮食搭配，中医养生，以及定期体检、做好慢性病管理等。

1.早发现、早治疗：老年人出现步态缓慢、行走困难、四肢纤细无力、跌倒倾向等衰弱情况，建议尽早就诊治疗。

2.早识别危险因素：营养摄入不足、活动减少、长期卧床、多种药物同时使用等是肌少症的危险因素。

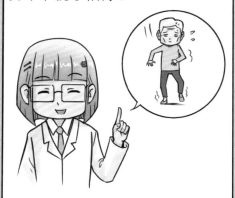

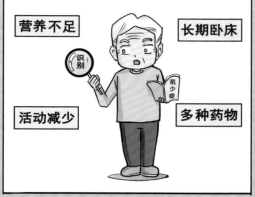

营养不足　　识别　　长期卧床

活动减少　　肌少症　　多种药物

3.养成良好的运动习惯：坚持抗阻运动、有氧运动、重量训练和平衡训练等，可选择慢走、练八段锦、打太极拳等传统体育训练。

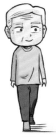

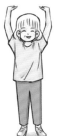

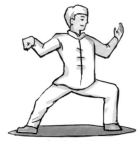

慢走　　　　练八段锦　　　　打太极拳

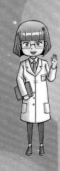

4.合理饮食搭配，保持适当体重，适当增加蛋白质摄入，吃足量的动物性食物，如鱼、虾、禽肉等，每日补充牛奶及奶制品、大豆制品。

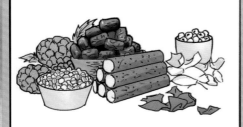

5.推拿疗法：主要运用拿、捏、拍打、按、揉等手法治疗，有疏通经络、推行气血的作用。

拿 捏 拍 按 揉

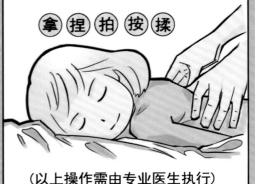

（以上操作需由专业医生执行）

6.定期体检、做好慢性病管理：定期体检,有糖尿病、慢性阻塞性肺疾病、原发性高血压等患者控制好血糖、血压的变化，治疗呼吸道疾病，如出现下肢无力、易跌倒等情况，应及时就诊。

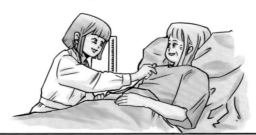

看来，生命在于运动，运动才是良药啊！

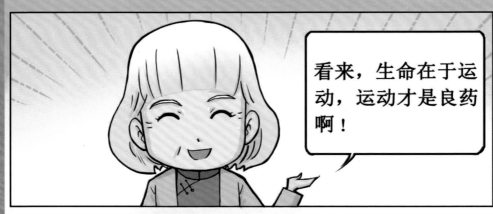

1. 什么是老年焦虑症 ？
2. 哪些因素会引起老年焦虑症？
3. 老年焦虑症常有哪些表现？
4. 如何判断自己患有老年焦虑症？
5. 老年焦虑的预防措施和治疗方法有哪些？
6. 家属应该如何帮助老年焦虑症患者共同面对疾病？

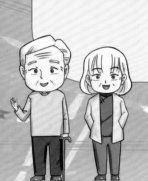

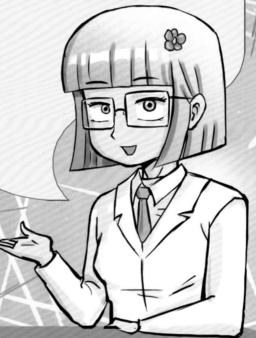

第十章

老年焦虑症

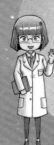

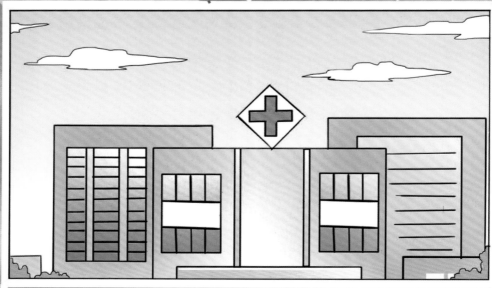

江护士，前段时间我妈状态挺好的，但是这几天，她好像有点不太对劲。

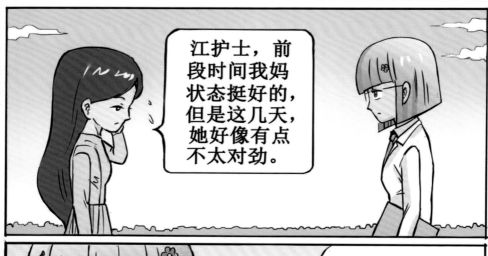

她有什么反常的表现吗？

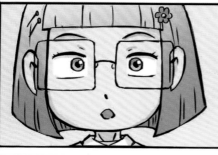

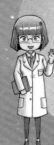

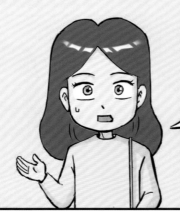

她最近总觉得自己浑身乏力，整天唉声叹气，说自己肯定是得了什么大病，时不时还因为一点小事发脾气。

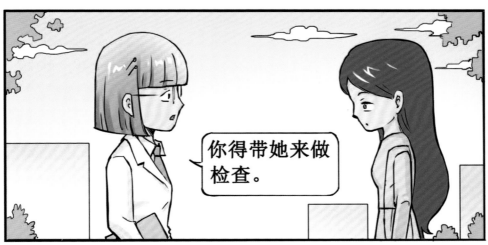

你得带她来做检查。

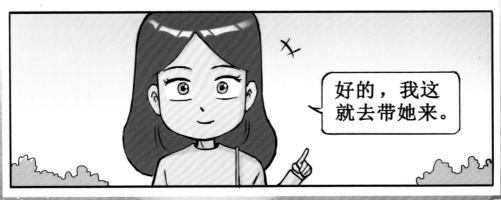

好的，我这就去带她来。

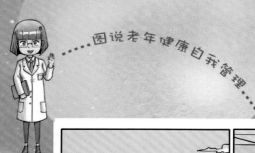

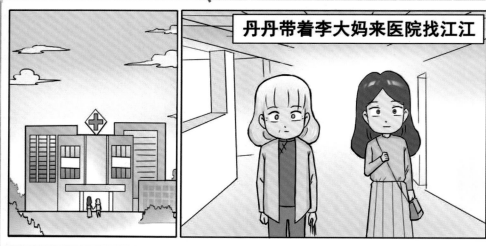

丹丹带着李大妈来医院找江江

李大妈，您哪里不舒服啊？

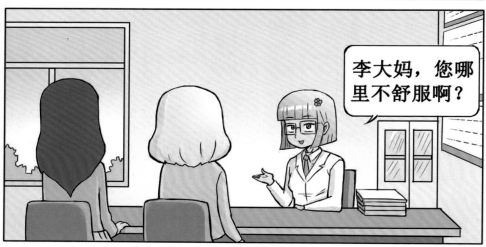

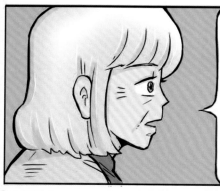

江江，我发现自己身体啊是一天不如一天了，老有心慌、憋闷不适的情况，还常常头晕、乏力，甚至会大汗淋漓。以前体检时医生说我有心肌缺血，我就在想最近是不是心脏出了问题，要不然就是得了什么大病了。

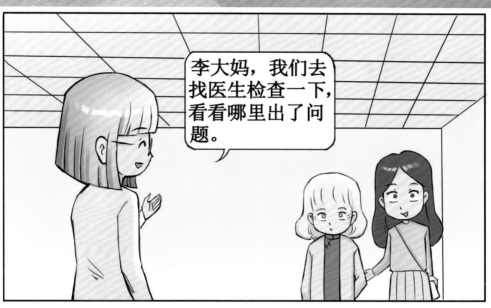

李大妈，我们去找医生检查一下，看看哪里出了问题。

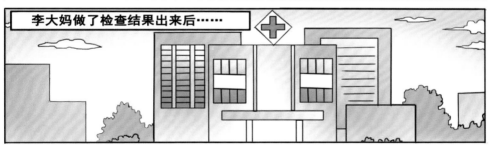

李大妈做了检查结果出来后……

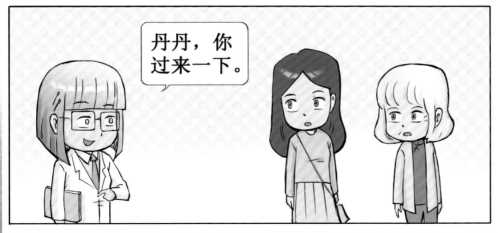

丹丹，你过来一下。

147

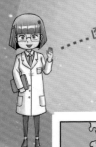

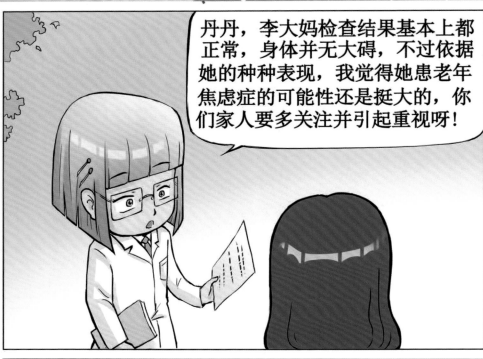

丹丹，李大妈检查结果基本上都正常，身体并无大碍，不过依据她的种种表现，我觉得她患老年焦虑症的可能性还是挺大的，你们家人要多关注并引起重视呀！

小课堂讲知识

什么是老年焦虑症？

老年焦虑症是老年人常见的一种心理障碍,通常发生在60岁以上人群，主要表现为对各类事物出现过度担忧、紧张等情绪，且自身无法有效控制，这种情况下则可考虑为老年焦虑症。

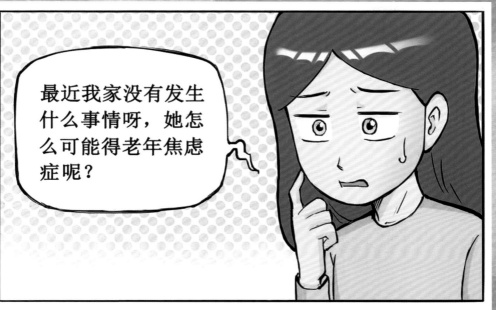

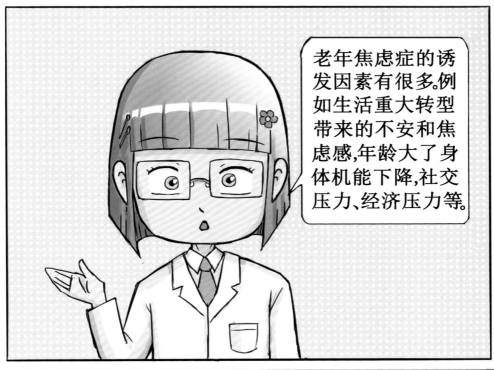

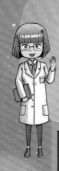

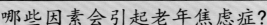

小课堂讲知识

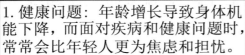

哪些因素会引起老年焦虑症?

1. 健康问题: 年龄增长导致身体机能下降, 而面对疾病和健康问题时, 常常会比年轻人更为焦虑和担忧。

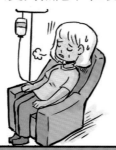

2. 生活转型: 生活中的一些重大转型, 如退休、子女离家不能陪伴、丧偶等, 这些都会使他们缺乏安全感而感到焦虑。

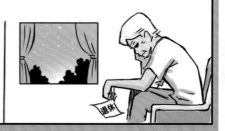

3. 经济压力: 老年人的经济来源比较单一, 许多慢性病不但会给老年人的身心造成痛苦, 而且他们还会担心医疗费用支出的增加会给家人带来经济负担, 从而产生了负面情绪。

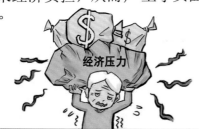

4. 社交压力: 老年人由于社交圈的逐渐缩小, 社交活动发生改变, 对于新的生活方式可能不太能够适应, 会常常感到自己被社会所抛弃, 进而产生不安和焦虑。

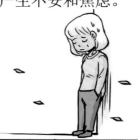

5. 遗传因素: 焦虑症可能与家族遗传有关, 有家族病史的老年人更容易出现焦虑症。

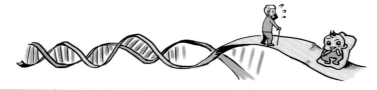

那如果她真的得了老年焦虑症，会有什么表现啊？

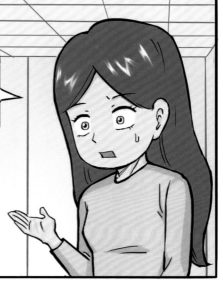

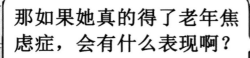

小课堂讲知识
老年焦虑症常有哪些表现？

主要表现为：过度担忧、睡眠障碍、非理性恐惧、自我怀疑、反复倾诉；出现肌肉紧张震颤、慢性消化不良、头晕、胸闷、心悸、呼吸困难、口干、出汗、尿频、尿急等；难以忍受又无法解脱，因而感到痛苦不堪。

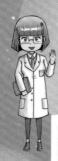

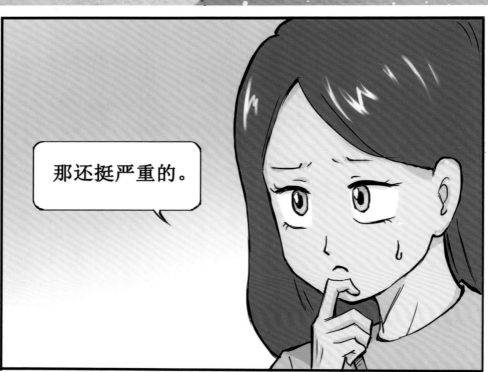

那还挺严重的。

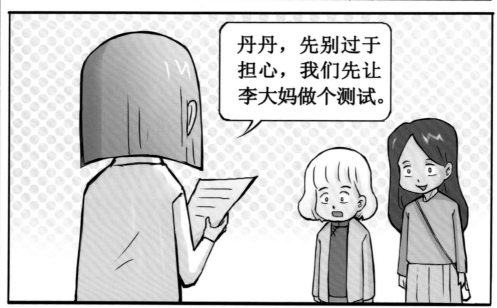

丹丹，先别过于担心，我们先让李大妈做个测试。

焦虑自评量表SAS是一种有效的心理测评工具，对于了解焦虑症状、辅助诊断及评估治疗效果具有重要意义。其结果应综合临床观察和其他评估方法进行综合判断。

表10-1　焦虑自评量表（SAS）

序号	症状	没有或很少有	有时有	大部分时间有	绝大部分时间有
1	我觉得比平常容易紧张或着急	1	2	3	4
2	我无缘无故地感到害怕	1	2	3	4
3	我容易心里烦乱或觉得惊恐	1	2	3	4
4	我觉得我可能将要发疯	1	2	3	4
5	我觉得一切都很好，不会发生什么不幸	4	3	2	1
6	我手脚发抖、打颤	1	2	3	4
7	我因为头痛、颈痛和背痛而苦恼	1	2	3	4
8	我感觉容易衰弱和疲乏	1	2	3	4
9	我心平气和，并且容易安静坐着	4	3	2	1
10	我觉得心跳得很快	1	2	3	4
11	我因为一阵阵头晕而苦恼	1	2	3	4
12	我有晕倒发作，或觉得要晕倒似的	1	2	3	4
13	我吸气、呼气都感到很容易	4	3	2	1
14	我的手脚麻木和刺痛	1	2	3	4
15	我因为胃痛和消化不良而苦恼	1	2	3	4
16	我常常要小便	1	2	3	4
17	我的手脚常常是干燥温暖的	4	3	2	1
18	我脸红发热	1	2	3	4
19	我容易入睡并且一夜睡得很好	4	3	2	1
20	我做噩梦	1	2	3	4

注　轻度焦虑：50～59分；中度焦虑：60～69分；重度焦虑：70分以上。

153

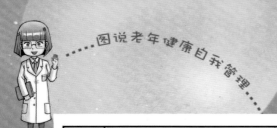

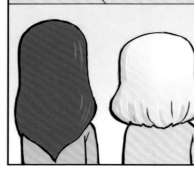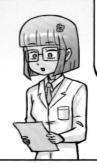

刚才我给李大妈做的是焦虑自评量表，可以用来自行判断焦虑的严重程度。

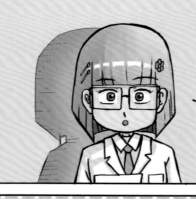

李大妈，目前根据您的自测结果，得分为56分，这属于老年轻度焦虑。只要您放松心情，大家一起努力，积极进行治疗，相信不久之后就会慢慢好转的。

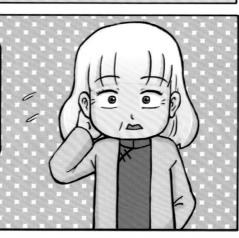

难怪我最近晚上老是失眠，胃口也不好，还动不动就心慌气短，唉！我感觉自己现在简直就像个没用的人了。

江江，那我妈这病能治好吗？需要用药物治疗还是有其他更好的干预办法？

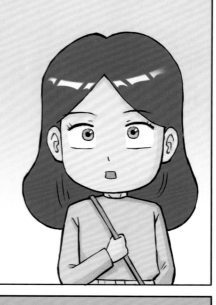

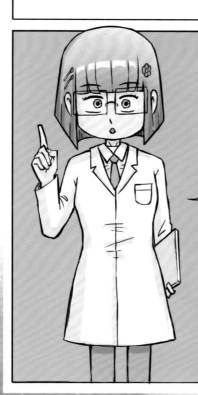

老年焦虑症其实是可以预防和治愈的，但也需要家属给予老年人更多的包容和理解，帮助他们一起慢慢康复。一般医生会用药物治疗协同心理治疗等方法，循序渐进给予干预，可能需要一段时间才能见效，一定要有耐心和信心。

小课堂讲知识

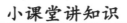
老年焦虑的预防措施和治疗方法有哪些？

1. 保持良好的心态。学会接受生活中的变化，避免过度担忧。

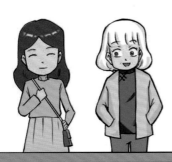

2. 轻度焦虑的调节主要靠个人，首先要正视它，不要掩饰它的存在，树立消除焦虑的信心，转移注意力到其他事物上以取代焦虑心理。

一定行！

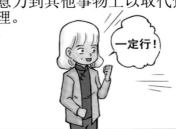

3. 自我放松，比如进行冥想，听喜欢的音乐，为自己营造一个优美、恬静且放松的环境等。

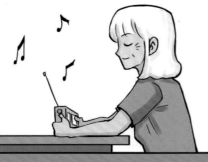

4. 药物治疗：当症状较明显时，可以遵医嘱服用一些抗焦虑的药物，服药期间严格按照医生的要求来进行药物减量或停药。

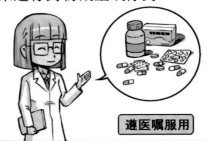

遵医嘱服用

5. 认知疗法：可以消除或减少患者对疾病的过度担心和恐惧，联合药物治疗，更能提高疗效。

别担心，没问题的。

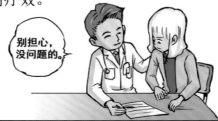

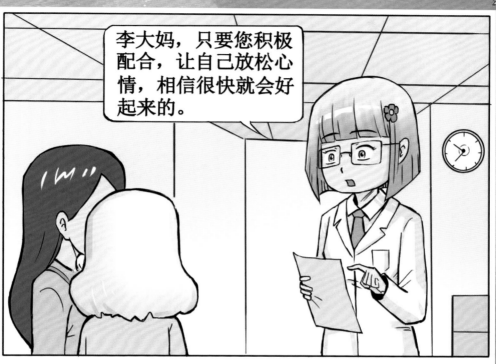

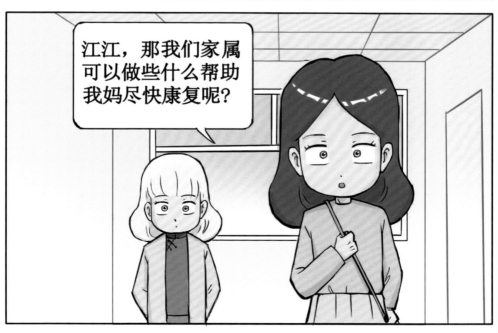

小课堂讲知识

家属应该如何帮助老年焦虑症患者共同面对疾病?

1. 首先不要立即反驳老人的观点,认真思考他们说的话,有不同意见时要平和地提出,比如"我有点不同的看法,您要不要听听看?"

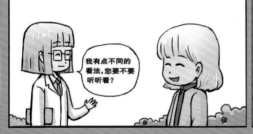

我有点不同的看法,您要不要听听看?

2. 尝试与老人共情,学会换位思考。

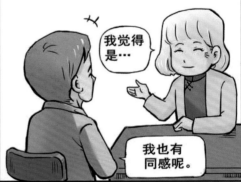

我觉得是…

我也有同感呢。

3. 耐心倾听,老年人因为处于焦虑状态而出现爱唠叨的情况,要愿意听老人说话,让老人觉得被尊重。

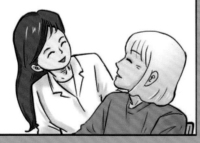

4. 当老人处于焦虑状态时,可以尝试使用拥抱、牵手等肢体语言缓解他们的焦虑情绪,给他们足够的安全感和依靠。

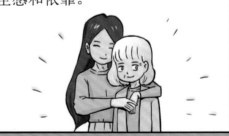

5. 良好的人际关系和兴趣爱好可以排解孤独寂寞,鼓励老年人多参加老朋友的聚会或集体活动,培养兴趣爱好。

158

妈妈,我们现在就去找医生开药吧,只要您好好吃药,每天过得开开心心的,我每天下班了都会陪您,您的这个病很快就会好起来的。

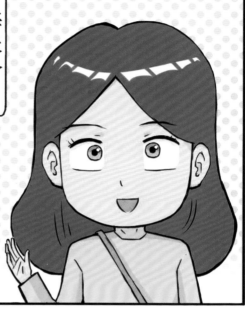

开完药,丹丹和李大妈开心地回家了。

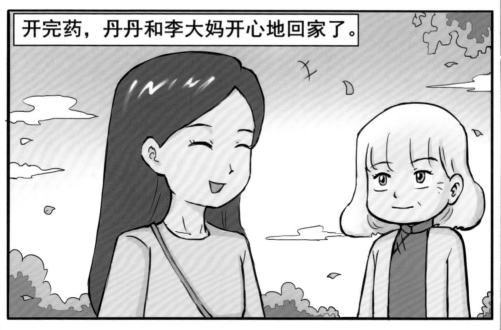

159

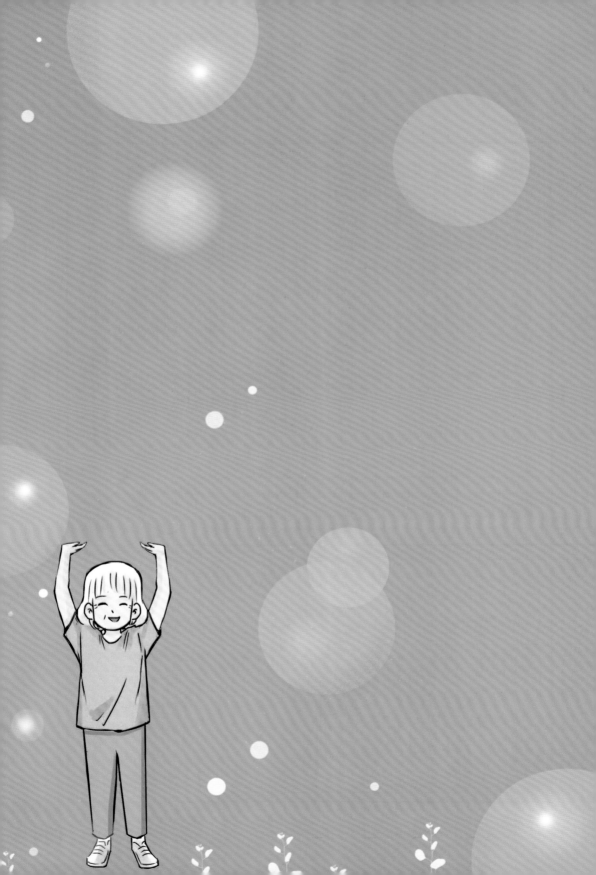

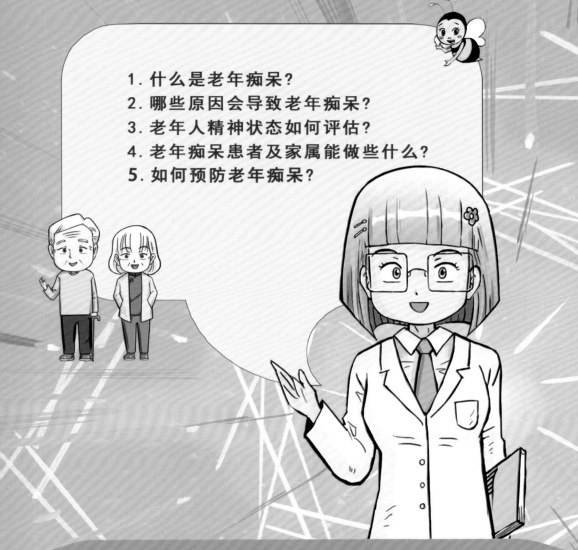

1. 什么是老年痴呆？
2. 哪些原因会导致老年痴呆？
3. 老年人精神状态如何评估？
4. 老年痴呆患者及家属能做些什么？
5. 如何预防老年痴呆？

第十一章

老年痴呆

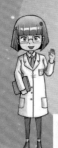

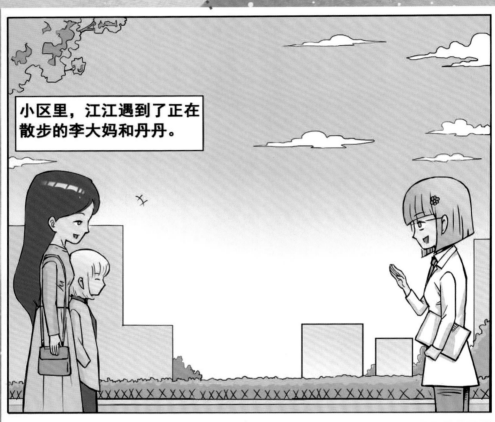

小区里，江江遇到了正在散步的李大妈和丹丹。

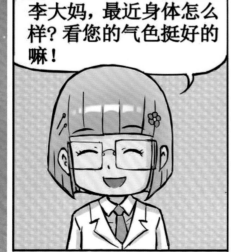

李大妈，最近身体怎么样？看您的气色挺好的嘛！

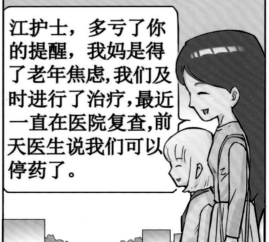

江护士，多亏了你的提醒，我妈是得了老年焦虑，我们及时进行了治疗，最近一直在医院复查，前天医生说我们可以停药了。

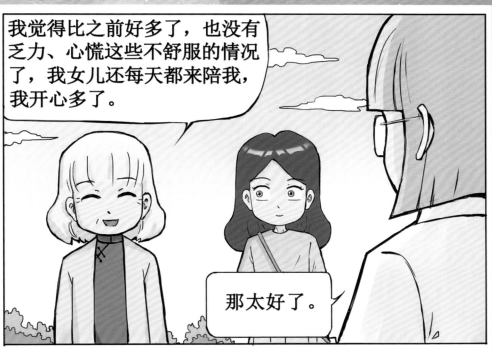

我觉得比之前好多了，也没有乏力、心慌这些不舒服的情况了，我女儿还每天都来陪我，我开心多了。

那太好了。

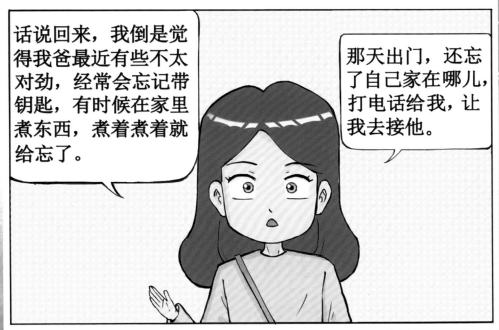

话说回来，我倒是觉得我爸最近有些不太对劲，经常会忘记带钥匙，有时候在家里煮东西，煮着煮着就给忘了。

那天出门，还忘了自己家在哪儿，打电话给我，让我去接他。

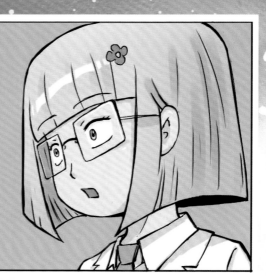

你说的这个症状与老年痴呆很像，也就是我们平时所说的阿尔茨海默病。

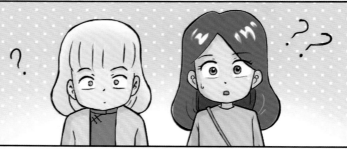

小课堂讲知识

什么是老年痴呆？

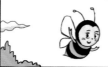

老年痴呆通常指的是阿尔茨海默病，是发生在老年期及老年前期的一种原发性退行性脑病，即在没有意识障碍的情况下，出现记忆、思维、分析、判断、视空间辨认、情绪等方面的障碍。

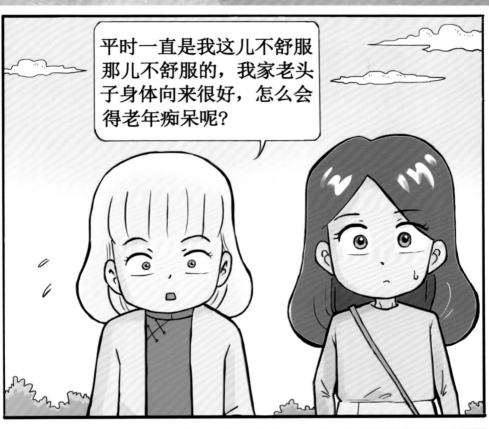

平时一直是我这儿不舒服那儿不舒服的，我家老头子身体向来很好，怎么会得老年痴呆呢？

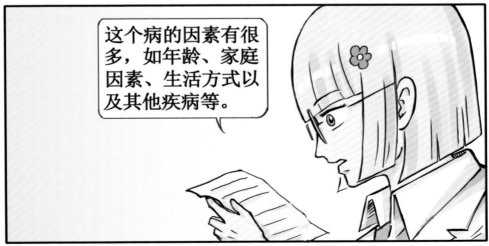

这个病的因素有很多，如年龄、家庭因素、生活方式以及其他疾病等。

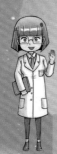

小课堂讲知识

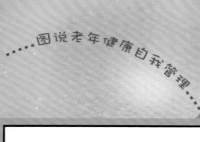

哪些原因会导致老年痴呆？

1. 年龄因素。

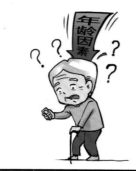

2. 脑变性疾病。

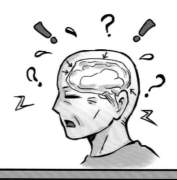

3. 遗传因素。

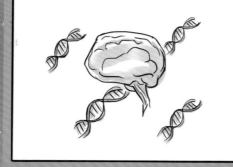

4. 内分泌疾病。

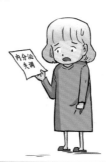

5. 营养代谢障碍。

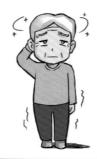

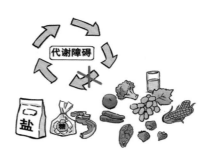

6.恶性肿瘤引起的代谢紊乱及自身免疫性脑炎等。

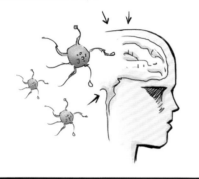

7.药物及其他物质中毒。

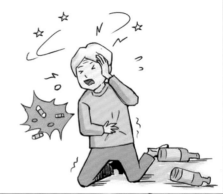

8.一氧化碳中毒。

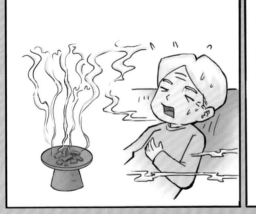

9.脑外伤或癫痫持续发作。

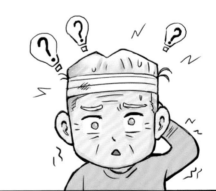

10.老年人长期情绪抑郁、离群、独居、丧偶、文盲、低语言水平、缺乏体力及脑力锻炼等，也可加速脑衰老的进程，诱发老年痴呆。

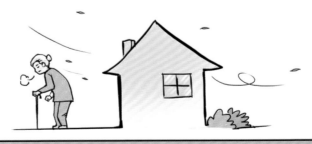

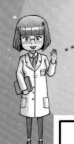

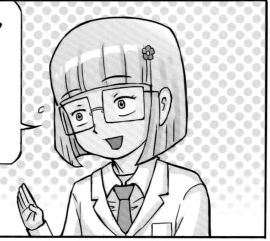

你们也不要慌，这样吧，你们明天带王大爷来找我，我这有评估表，可以给大爷测试，看看他是不是真的得了老年痴呆。

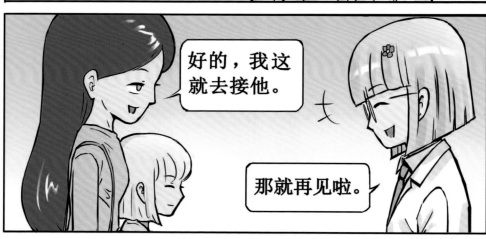

好的，我这就去接他。

那就再见啦。

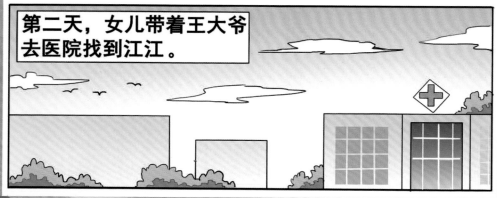

第二天，女儿带着王大爷去医院找到江江。

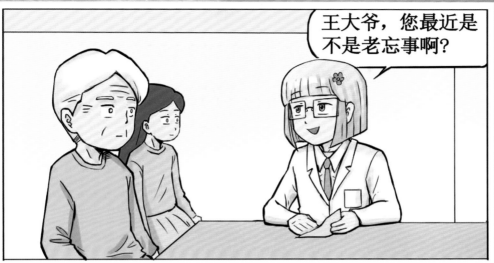

王大爷，您最近是不是老忘事啊？

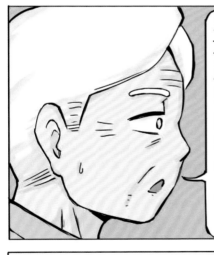

对呀，我最近经常会一个转身就忘记自己要做什么，明明是要去厨房拿东西，可走到厨房就忘了；出门还经常忘记带钥匙。上次去超市买完东西回来，走到小区门口时，突然忘了自己住在哪儿，幸好我拿了手机，打电话给我女儿来接我。江江，你说我这是怎么了呀？

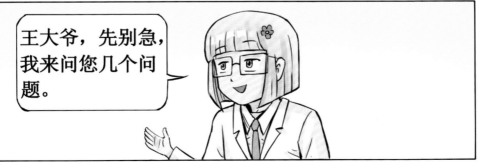

王大爷，先别急，我来问您几个问题。

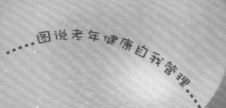

小课堂讲知识

老年人精神状态如何评估?

该量表是用于筛查认知功能障碍的常用工具,适用于老年认知障碍的研究和临床的评估。主要内容包含时间和地点定向力、记忆力、注意力、计算力、回忆力、语言能力及视觉空间能力。

表11-1 简易精神状态检查量表(MMSE)

项目		评分		得分
1.定向力 **(10分)**	现在我要问您一些问题,多数都很简单,请您认真回答			
	星期几	0	1	
	几号	0	1	
	几月	0	1	
	什么季节	0	1	
	哪一年	0	1	
	省(市)	0	1	
	区(县)	0	1	
	街道(乡)	0	1	
	地址(名称)	0	1	
	第几层楼	0	1	
2.记忆力 **(3分)**	现在我告诉您3种东西的名称,我说完后请您重复一遍(回答出的词语正确即可,顺序不要求)			
	皮球	0	1	
	国旗	0	1	
	树木	0	1	
3.注意力和计算力 **(5分)**	现在请您算一算,从100减去7,然后从所得的数目再减去7,请您将每减一个7后的答案告诉我,直到我说"停"为止(依次减5次,减对几次给几分,如果前面减错,不影响后面评分)			
	100-7	0	1	
	-7	0	1	
	-7	0	1	
	-7	0	1	
	-7	0	1	

4.回忆能力 （3分）	现在请您说出刚才我让您记住的是哪3种东西			
	皮球	0	1	
	国旗	0	1	
	树木	0	1	
5.语言能力 （9分）	命名能力	请问这是什么		
		回答出"手表"	0	1	
		回答出"铅笔"	0	1	
	复述能力	请您跟我说如下一句话		
		"大家齐心协力拉紧绳"	0	1	
	三步命令	我给您一张纸，请您按我说的去做		
		右手拿起纸	0	1	
		将纸对折	0	1	
		将纸放在左腿上	0	1	
	阅读能力	请您念一念这句话,并按这句话的意思去做(如患者为文盲，该项评为0分)		
		"请闭上您的眼睛"	0	1	
	书写能力	请您写一个完整的句子，句子要有主语、谓语，能表达一定的意思(如患者为文盲，该项评为0分)		
			0	1	
	结构能力	请您照着这个样子把它画下来		
		⬡	0	1	

注 1．0代表错误，1代表正确。
2．最高得分为30分，分数27～30分为正常，分数<27分为认知功能障碍。
3．痴呆划分标准：文盲≤17分，小学程度≤20分，中学程度（包括中专）≤22分，大学程度（包括大专）≤23分。
4．痴呆严重程度分级方法：轻度，MMSE≥21分；中度，MMSE 10～20分；重度，MMSE≤9分。

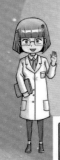
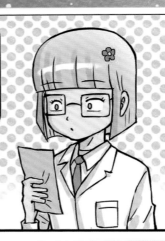

丹丹，经过评估，王大爷评估结论为轻度老年痴呆。

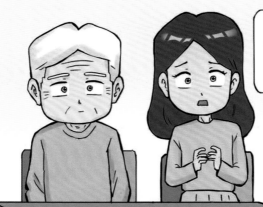

那有什么好的治疗方法吗？

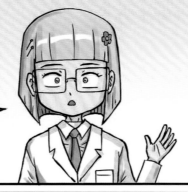

老年痴呆是一种神经系统退行性疾病，主要依靠药物治疗，同时行为矫正及记忆恢复训练等也有一定的作用。

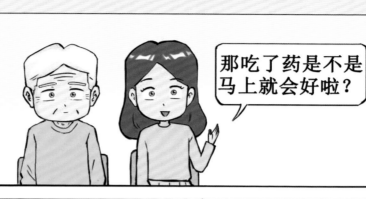

那吃了药是不是马上就会好啦？

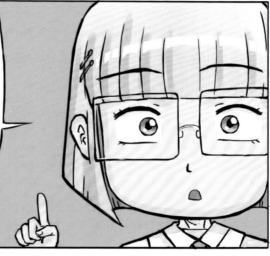

丹丹，因为老年痴呆患者在用药过程中还需复诊，并根据病情进行调整，所以无论病程长短，药物治疗都是一个缓慢且持久的过程，不可能达到一吃就好的效果。

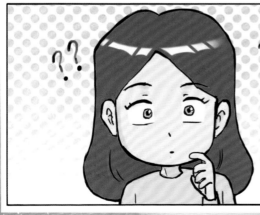

那到底应该怎么办呢？

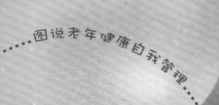

首先，痴呆老人经常会忘记吃药、吃错药，或忘了已服过药而过量服用，因此老人服药时必须有人在旁陪伴，帮助其将药全部服下，以免遗忘或错服；其次，一般痴呆老人通常不承认自己有疾病，故而他们会拒绝服药，这就需要家人耐心说服，向患者解释，还可以将药碾碎拌在饭中让其吃下，对于拒绝服药的患者，一定要看着患者把药吃下，以防患者在无人看管后将药吐掉。

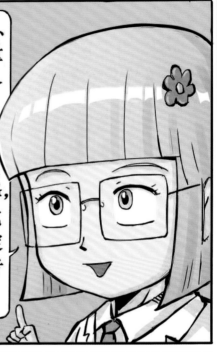

服药后应将剩余药品整理并妥善存放到安全的地方，以防止患者因误服、多服或乱服药而导致中毒情况的发生。

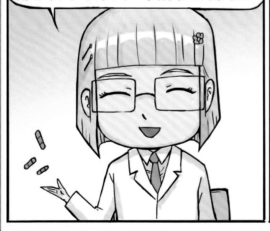

原来给患者吃药有这么多讲究！

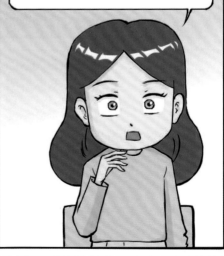

丹丹，不仅需要药物治疗，同时非药物治疗也很重要！

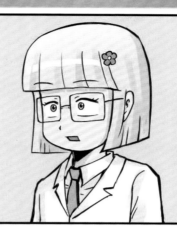

非药物治疗又是指哪些呢？

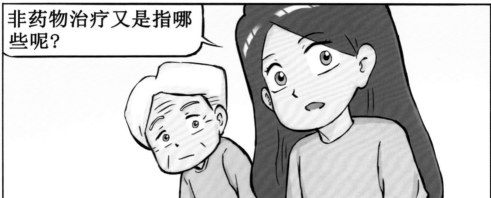

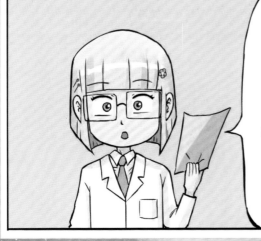

非药物治疗的方式有很多，包括补充营养、认知康复训练以及体育锻炼等，这些可以提升患者的记忆力和认知能力。同时，支持老年患者参加社会活动,可改善患者的精神状态和生活质量。此外，家庭的支持也是非常重要的。

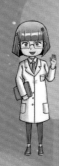

小课堂讲知识

老年痴呆患者及家属能做些什么？

1. 为患者设置方便、合理的生活环境，安排力所能及的活动。

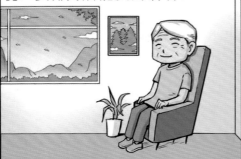

2. 帮助患者树立快乐、安全的生活态度。

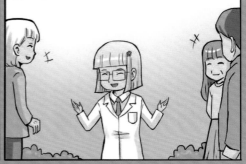

3. 尽可能减少患者与外界的冲突，关注患者的心理变化情况。

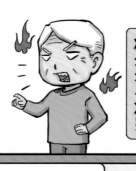

减少外界冲突

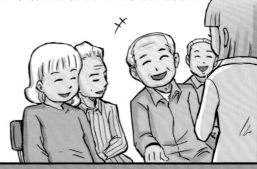

丹丹，你要抽空经常带你爸爸出去散散步，或者在老年活动中心给他找点事做。

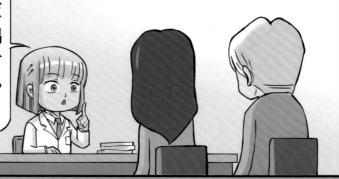

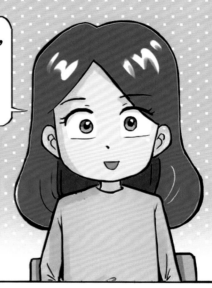

嗯嗯，以后我会多注意的，带着我爸和我妈一起去外面玩一玩。太感谢了，江护士。

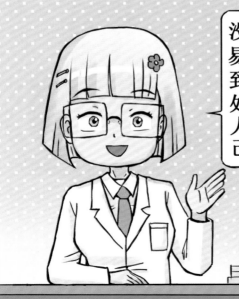

没事，老年痴呆这病很容易被忽视，往往当你察觉到的时候，可能就已经是处于晚期了，所以作为家人，一定要重视和关心自己的父母。

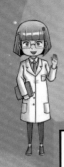

小课堂讲知识

如何预防老年痴呆？

1. 保持饮食均衡，避免摄取过多盐分及动物性脂肪。每日食盐的摄入量应控制在6克以下，减少动物性脂肪及糖的摄入，同时蛋白质、膳食纤维、维生素、矿物质等都要均衡摄取。

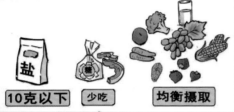

10克以下　少吃　均衡摄取

2. 适度进行运动，维持腰部及脚部的灵活。手部的运动也很重要，如烧菜、写日记、吹奏乐器、画画等，都具有预防老年痴呆的功效。

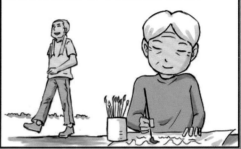

3. 避免过度饮酒和抽烟，做到生活有规律。

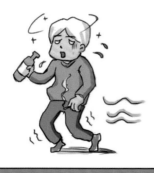

4. 预防动脉硬化、原发性高血压和肥胖等与生活方式相关的疾病。做到早发现、早治疗。

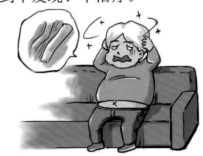

5. 要防止跌倒，因为头部摔伤有可能导致痴呆。高龄老人必要时应使用拐杖。

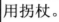

小心跌倒

6. 对事物常保持高度的兴趣及好奇心，可以增强人的注意力，防止记忆力减退。

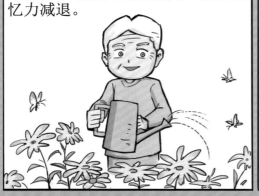

7. 要积极用脑，预防脑力衰退。即便在观看电视连续剧时，随时表达出自己的感想，就能达到活用脑力的目的。

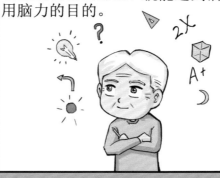

8. 保持良好的人际关系，找到自己的生存价值。

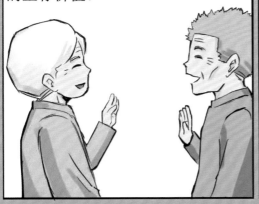

9. 保持年轻的心态，适当打扮自己。

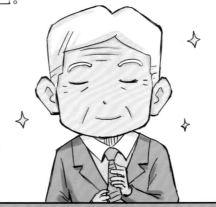

10. 避免过于深沉、消极、唉声叹气，要以开朗乐观的心情去生活。

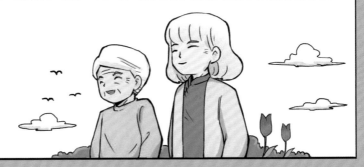

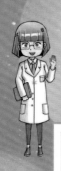
江护士，你刚才提到了要补充营养，那有什么好的推荐吗？

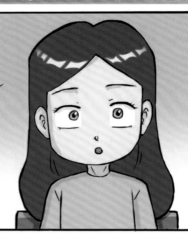

我这里有三个食疗方：山药羊肉羹、泥鳅炖豆腐和松子仁米粥，你可以回去试试。

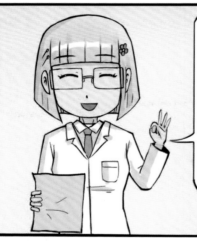

山药羊肉羹　泥鳅炖豆腐　松子仁米粥

我这就带着我爸去菜市场逛逛，买点食材，明晚上给他俩熬粥喝，谢谢你，江护士！

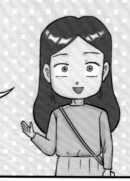
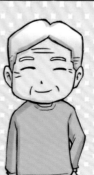

1. 跌倒对老年人造成的危害有哪些？
2. 为什么老年人更容易跌倒？
3. 如何进行跌倒风险评估？
4. 哪些人属于跌倒高危人群？
5. 万一老人在家中跌倒，应该怎样做来减少伤害？
6. 平日里老年人应该如何预防跌倒？

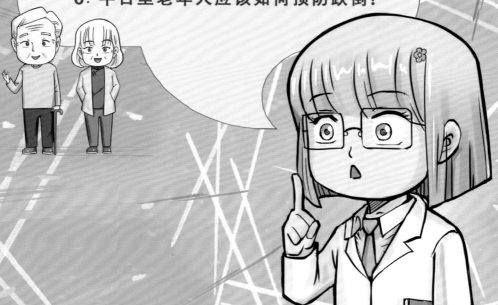

第十二章

老年人跌倒

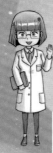

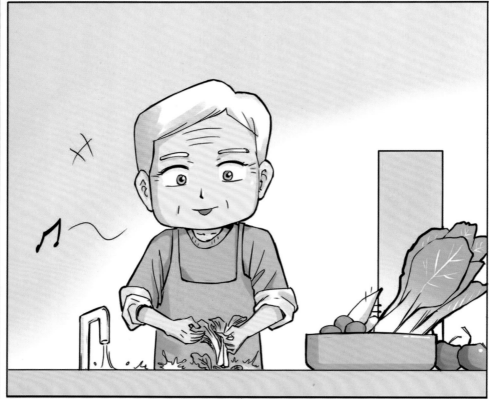

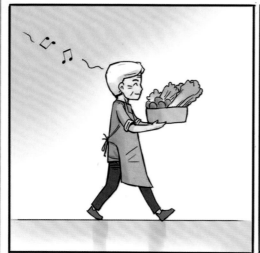

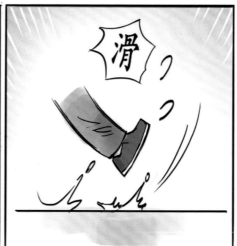

滑

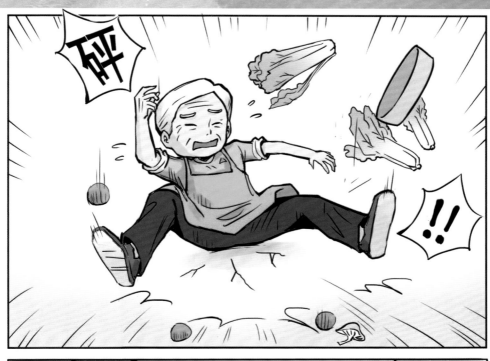

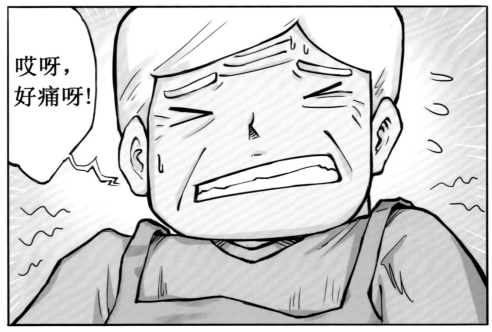

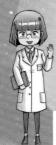

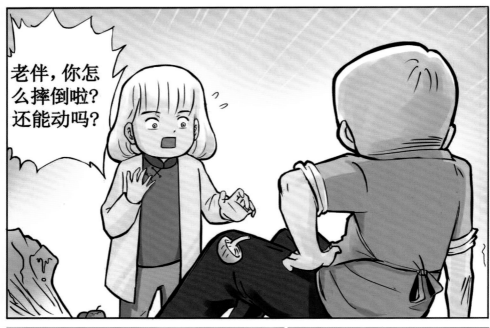

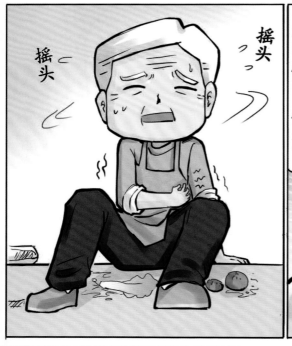

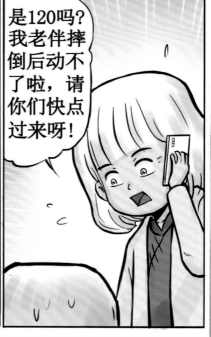

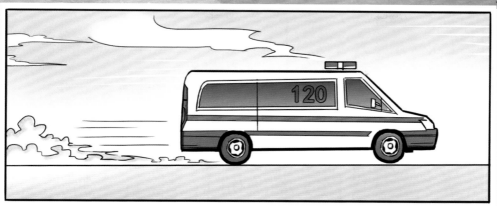

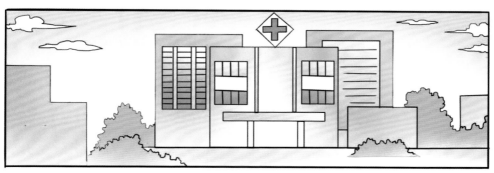

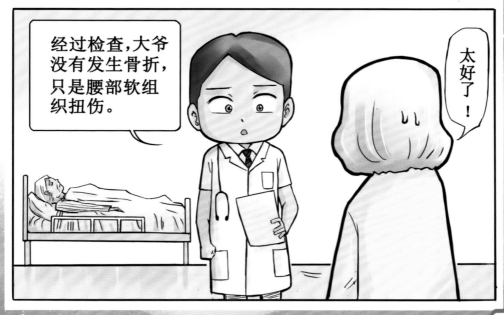

经过检查，大爷没有发生骨折，只是腰部软组织扭伤。

太好了！

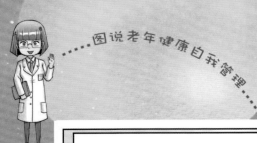

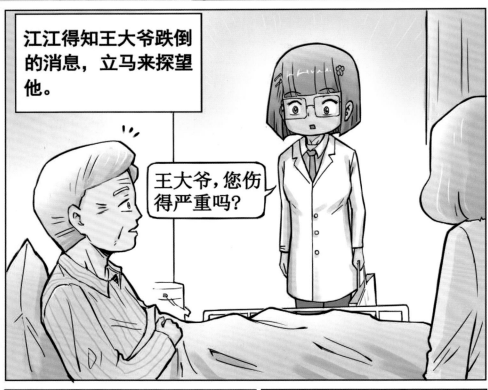

江江得知王大爷跌倒的消息，立马来探望他。

王大爷，您伤得严重吗？

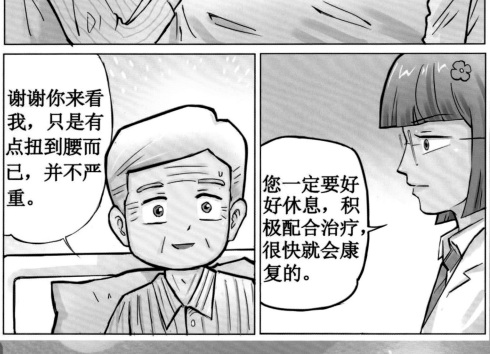

谢谢你来看我，只是有点扭到腰而已，并不严重。

您一定要好好休息，积极配合治疗，很快就会康复的。

小课堂讲知识

跌倒对老年人造成的危害有哪些?

1. 骨骼、肌肉和关节损伤：老年人跌倒后可能会发生骨折、关节脱位、韧带扭伤等，这些损伤可能导致长期的疼痛、残疾和活动受限。

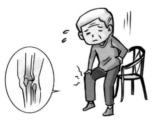

2. 心理创伤：老年人跌倒后可能会产生恐惧、焦虑、抑郁等心理问题，这些情绪问题会影响老年人的日常生活和社交活动。

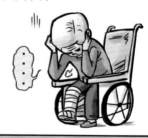

3. 认知能力下降：老年人跌倒后可能会加速认知能力下降，包括记忆力、注意力、判断力等。

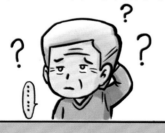

4. 增加死亡风险：对于那些已经存在健康问题的老年人来说，跌倒会极大地增加其死亡风险。

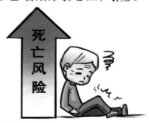

5. 生活质量下降：老年人跌倒后可能会影响日常生活，如洗澡、穿衣、进食等，导致生活质量下降。

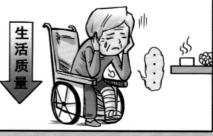

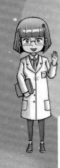

哎哟，这跌一跤居然有这么大危害啊！

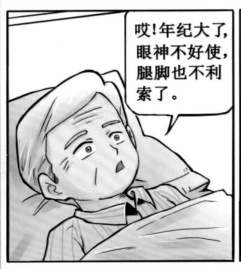

哎！年纪大了，眼神不好使，腿脚也不利索了。

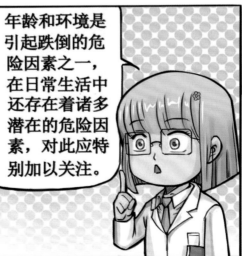

年龄和环境是引起跌倒的危险因素之一，在日常生活中还存在着诸多潜在的危险因素，对此应特别加以关注。

188

小课堂讲知识

为什么老年人更容易跌倒？

 老年人的跌倒因素，可分为个人因素和环境危险因素。个人因素又可以分为身体机能衰老引起的生理性因素和疾病引起的病理性因素。

（一）生理性因素

1.步态和平衡功能：随着年龄的增长，老年人的反应能力、肢体协调能力、肌肉力量以及步行时的步长和抬脚的高度等都有所下降，容易导致跌倒发生。

2.感觉系统：若老年人视觉、听觉、触觉、平衡觉等方面都有一定程度的受损，也会使跌倒风险增加 。

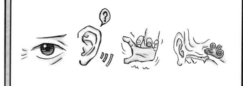

3.中枢神经系统：大脑中枢的衰退，影响智力、反应能力及协同运动能力。

4.骨骼肌肉系统：有些老年人过于消瘦，其步态的敏捷性和肌肉力量会大打折扣，还会存在肌少症的风险。并且老年人骨质疏松高发，跌倒后髋部骨折的风险明显增高。

5.心理因素：老年人行动缓慢，越怕跌倒反而越会对步态和平衡能力产生影响，进而增加跌倒风险；同样，沮丧、情绪不佳等状态也都会增加跌倒的风险。

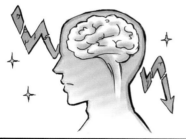

（二）病理性因素

1.神经系统疾病：如脑卒中、帕金森病等。

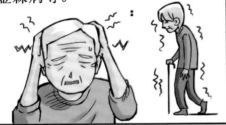

2.心血管疾病：如体位性低血压、缺血性病变等。

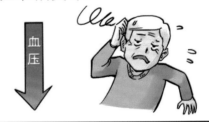

血压

3.眼科疾病：如白内障、偏盲、青光眼、黄斑变性等。

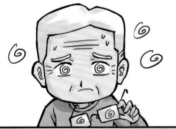

4.心理及认知疾病：如痴呆症、抑郁症等。

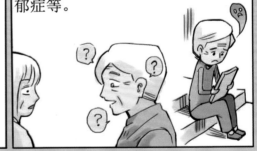

5.足底畸形以及其他疾病，如泌尿系统疾病引起尿急、尿频而匆忙如厕导致的排尿性晕厥等情况也会增加跌倒的风险。

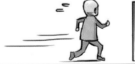

（三）环境因素

环境安全是否合理对跌倒的影响非常大，地面湿滑、过暗的光线以及通行路上的障碍物等都会增加跌倒的风险。

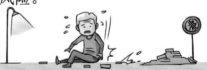

江江，这跌倒有这么多潜在危险？

先不要太担心，这里有一份跌倒风险评估表，王大爷，我们先评估一下！

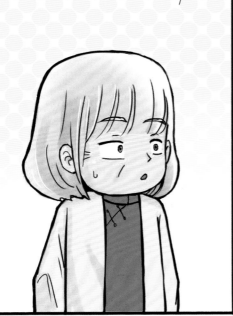

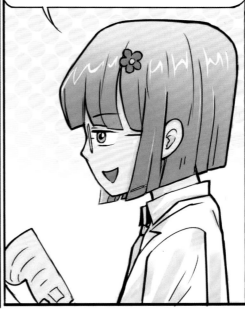

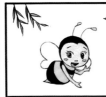

小课堂讲知识

如何进行跌倒风险评估？

预防跌倒的有效措施是运用预测能力较好的跌倒风险评估工具来筛选跌倒高危人群，尽早识别跌倒的危险因素，并采取干预措施，以有效降低跌倒发生率以及相关并发症。

Morse跌倒风险评估量表是一种用于评估个体的跌倒风险因素，包括年龄、性别、近期跌倒史、使用辅助工具、步行能力等项目，来判断个体跌倒的风险程度，并采取相应的预防措施。

表12-1 Morse跌倒风险评估量表

项目	评价标准		得分
1.跌倒史	近3个月内无跌倒史	0	
	近3个月内有跌倒史	25	
2.超过1个医疗诊断	没有	0	
	有	15	
3.行走辅助	不需要/完全卧床/有专人扶持	0	
	拐杖/手杖/助行器	15	
	依扶家居行走	30	
4.静脉输液/置管/使用特殊药物	没有	0	
	有	20	
5.步态	正常/卧床休息/轮椅代步	0	
	虚弱乏力	10	
	平衡失调/不平衡	20	
6.认知状态	了解自己能力，量力而行	0	
	高估自己能力/忘记自己受限制/意识障碍/躁动不安/沟通障碍/睡眠障碍	15	

评分标准：跌倒低危人群：<25分；跌倒中危人群：25~45分；跌倒高危人群：>45分。

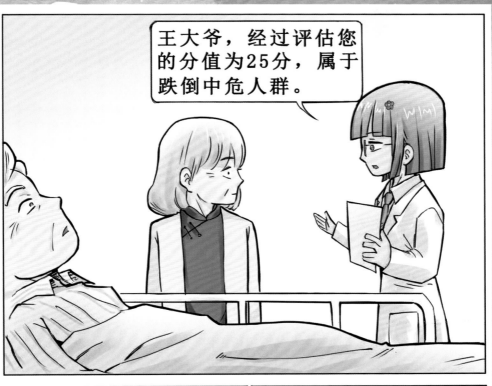

王大爷，经过评估您的分值为25分，属于跌倒中危人群。

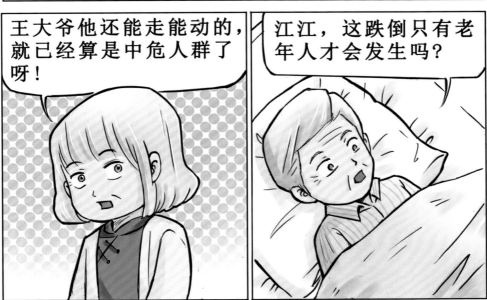

王大爷他还能走能动的，就已经算是中危人群了呀！

江江，这跌倒只有老年人才会发生吗？

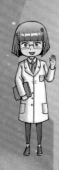

小课堂讲知识

哪些人属于跌倒高危人群？

1. 年龄大于65岁的老人。

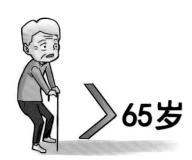

65岁

2. 有跌倒史者。

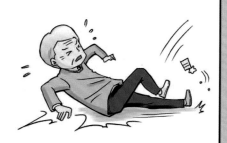

3. 贫血或体位性低血压者。

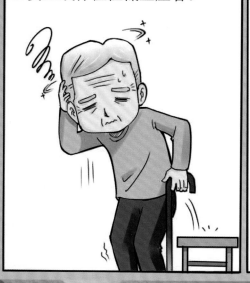

4. 意识障碍，失去定向感者。

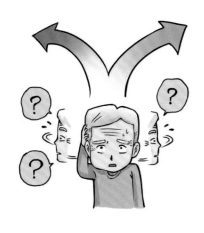

5. 肢体功能障碍，步态异常者。

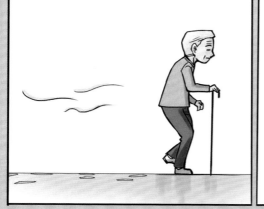

6. 营养不良、虚弱头晕、眩晕者。

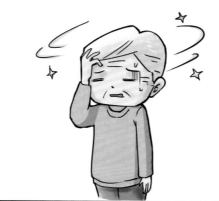

7. 视力、听力较差，缺乏照顾者。

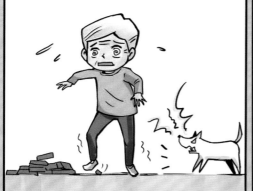

8. 大小便失禁，且紧急和频繁排泄者。

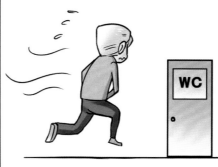

9. 使用高跌倒风险药物者（如降压药、降糖药、利尿剂、泻药、镇静安眠药、精神类药物等）。

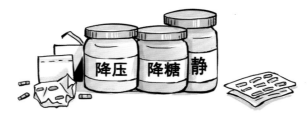

李大妈，这次王大爷跌倒，您十分镇定，第一时间拨打120，这样的做法是非常正确的，因为在不知道具体受伤原因的情况下，是不能随意对其进行搬动的。

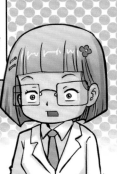

小课堂讲知识

万一老年人在家中跌倒，应该怎样做来减少伤害？

1.保持冷静：不要慌张，尽量保持冷静。

冷静

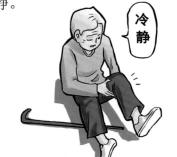

2.评估伤势：尝试轻轻移动手脚、手臂和腿，感受是否疼痛，活动是否受限，以便了解哪些部位可能受伤。

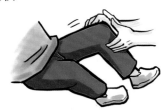

3.寻求帮助：如果发现老人无法独自起身或者有任何不适，应立即拨打急救电话或者向周围的人求助。

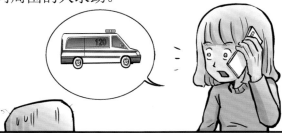

4.避免进一步伤害：在等待救助的过程中，尽量保持舒适的姿势，避免进一步加重已经受伤的部位。

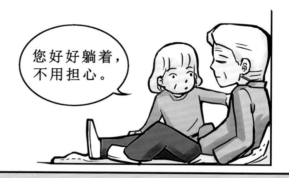

您好好躺着，不用担心。

5.提供详细信息：当急救人员或医生询问时，尽可能详细地描述跌倒的情况和自己的身体感受，以便得到更准确的诊断和治疗。

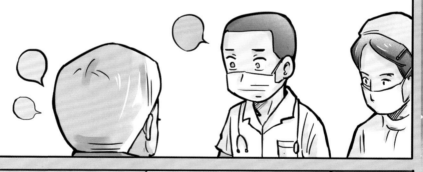

王大爷逐渐康复，很快就出院了。

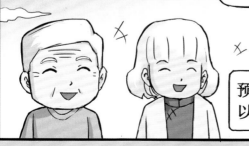

江江，感谢你这段时间的照护，我们回去后还需注意哪些呢？

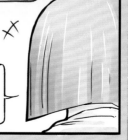

预防跌倒需注意以下多个方面。

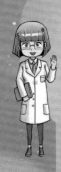

小课堂讲知识

平日里老年人应该如何预防跌倒？

20%~30%的跌倒会造成老年人中度以上的损伤，常见的损伤有软组织受损、骨折、创伤性脑组织损伤。可不同程度地降低老年人的生活自理能力，并增加早逝危险。所以，家人要做好老人跌倒的预防工作。

（一）老年人自身方面

1.日常行动尽量放慢速度：牢记起床"三部曲"，睁开双眼后继续平卧30秒，再在床上坐起30秒，双腿下垂床边坐30秒。不着急起床、转身、站起。

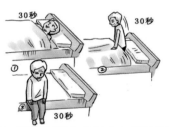

2.坚持积极锻炼：锻炼要遵循量力而行、循序渐进原则，不要因为过度害怕跌倒而停止运动。鼓励做些抗阻练习和平衡练习，推荐太极拳、八段锦、瑜伽等运动。

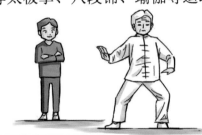

3.膳食营养要全面：保持均衡膳食，选择适量蛋白质且富含钙、维生素、低盐的食物，建议每天摄入300~400毫升牛奶或蛋白质含量相当的奶制品；在通过膳食摄入充足钙的同时，还需要每天额外补充钙500~600毫克。

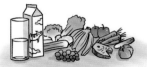

4.补充足够维生素D：晒太阳可以补充维生素D，但容易受户外活动时间不足、皮肤吸收差等因素限制，推荐老年人每日额外补充400单位维生素D，适当补充可以减少跌倒风险。

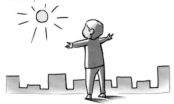

5.科学选择和使用适老辅助器具：老年人应在专业人员指导下，选择和使用适合自己的辅助工具。常用适老辅助器具包括手杖、助行器、轮椅、扶手、适老坐便器等。

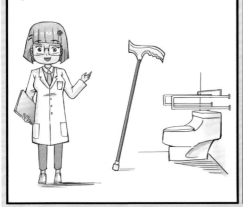

6.合理服用药物：按医嘱正确服药，不要随意乱用药，特别是当老年人服用安眠药、镇静药、降压药等，注意药物的不良反应及用药后的反应，用药后动作宜缓慢，以预防跌倒的发生。

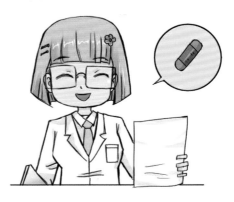

7.穿着合身衣物：衣服舒适又合身，特别是裤子不能太长、过紧或过宽松，以保暖又不影响身体活动为宜。鞋子合脚，鞋底需防滑，不穿高跟鞋或一次性拖鞋。

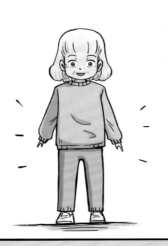

8.眼部检查：每年至少让眼科医生做一次眼部检查，并确保在需要时更换眼镜。

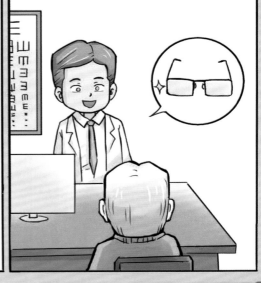

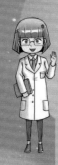

（二）家庭与社会方面

1. 为老人生活提供适老化的家居改造。例如，室内充足的光线，防滑的地面，卫生间需安装防滑垫和扶手，楼梯两侧设置栏杆，安装夜感应灯，楼梯过道不要堆放太多杂物，电线不可随地散落等，以此来保障居住环境的安全。

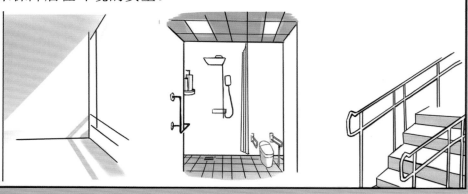

2. 多与老人交流沟通，使其维持好的心情。积极进行心理干预，以改善老人的心理健康状态，减轻老人对跌倒的恐惧与焦虑情绪，避免老人受不良情绪困扰。

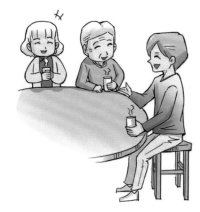

3. 积极宣传防跌倒健康知识，提升老年人防跌倒意识。

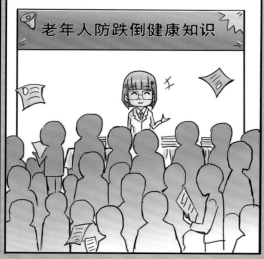

老年人防跌倒健康知识

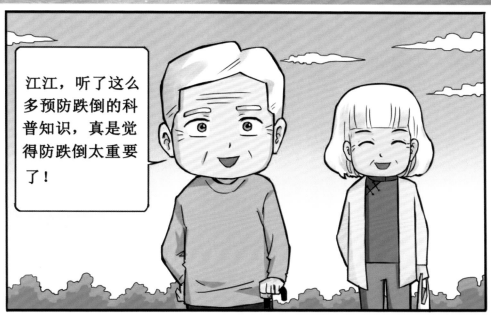

江江，听了这么多预防跌倒的科普知识，真是觉得防跌倒太重要了！

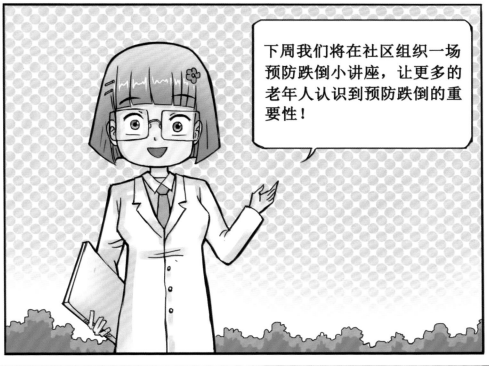

下周我们将在社区组织一场预防跌倒小讲座，让更多的老年人认识到预防跌倒的重要性！

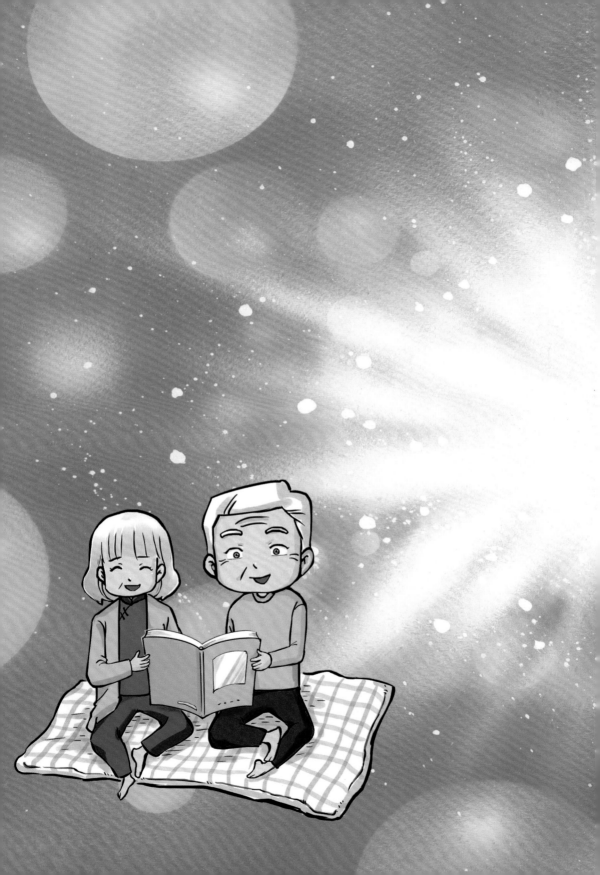